AF502960

NOTES

sur quelques

RÉSECTIONS & RESTAURATIONS

DU POUCE

PAR

LE D^r F_R. GUERMONPREZ,

Membre correspondant de la Société de Chirurgie de Paris,
et de l'Académie royale de Médecine de Belgique.

AVEC 63 FIGURES INTERCALÉES DANS LE TEXTE.

PARIS,

P. ASSELIN, ÉDITEUR,

Place de l'Ecole-de-Médecine.

1887.

RÉSECTIONS ET RESTAURATIONS

DU POUCE

DU MÊME AUTEUR

Plaies par éclatement des doigts (*Journal des Sciences médicales de Lille, Bull. gén. de Thérap. méd. et chir.*, 1881, et *Gaz. des hôp.*, 10 nov. 1881).

Plaies par usure de la main et des doigts (*Journal des Sc. méd. de Lille* et *Thérap. contemp.*, 1881).

Corps étrangers spéciaux aux ouvriers de la métallurgie (*Revue médicale de Toulouse*, nov. et déc. 1882, *Bull. gén. de Thérapeutique* et *Journal des Sc. méd. de Lille*, 1883).

Étude sur les plaies déterminées par les peignes de filature (*Société de Médecine et de Chirurgie de Bordeaux*).

— Le même, traduit en espagnol par le Docteur F. Curós Alcantara (*Encyclopedia medico-pharmaceùtica* de Barcelone, février 1884).

Plaie de l'avant-bras produite par une machine à percer ; fracture des deux os avec issue de l'un des fragments ; guérison (*Gaz. des hôp.*, 5 sept. 1882, et *J. des Sc. méd. de Lille*).

Étude sur les plaies des ouvriers en bois (*Comm. à la Société de Chirurgie de Paris*, 1883, et *Journal des Sciences médicales de Lille*, 1883).

— Le même, traduit en italien par le Docteur M. Venturoli (*Scienza italiana* de Bologne, janvier et février 1884).

— Le même, traduit en espagnol (*El Sentido católico en las ciencias medicas* de Barcelone, février et mars 1884).

Sur le pronostic des mutilations de la main (*Lecture faite à la Société de Chirurgie de Paris*, 16 janvier 1884).

Note sur les conséquences d'une plaie par peigne de filature (*Journal des Sc. méd. de Lille*).

Fracture de la colonne vertébrale; réduction des fragments déplacés; retour immédiat de la sensibilité et de la motilité ; guérison. (*Bull. méd. du Nord*, 1873, p. 61, et *Gaz. des hôp.* 15-17 avril 1873.)

Manœuvres de réduction appliquées à un cas de traumatisme du rachis (*Ibidem*, 22 févr. 1882. *Union méd.* 1882).

Lésions tardives après un cas de traumatisme du rachis ; luxation spontanée de la rotule en dehors ; plaie ulcéreuse spéciale sous l'ischion. (*Lecture faite à la Société de Chirurgie de Paris*, 29 nov. 1882, et *Journal des Sc. méd. de Lille*, 1883.)

Pratique chirurgicale des établissements industriels, un vol. de 500 pages, avec 150 figures. Paris et Lille, 1884-87.

Arrachements dans les établissements industriels. (*Bulletin de l'Académie royale de médecine de Belgique*, 3ᵉ série, tome XVIII, n° 4)

(En collaboration avec le Dʳ Bigo). Le crin de Florence et sa valeur thérapeutique (*Société de Thérapeutique de Paris*, 24 juin 1885).

Essai de cheiroplastie : tentative de restauration du pouce au moyen d'un débris de médius. (*Société de Chirurgie de Paris*, 28 juillet 1886.)

Étude sur les coups de cardes. (*Bulletin de l'Académie royale de médecine de Belgique*, 1886.)

NOTES

sur quelques

RÉSECTIONS & RESTAURATIONS

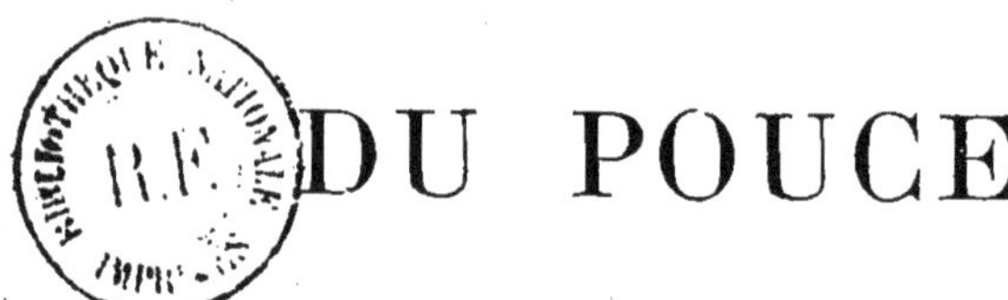

DU POUCE

PAR

LE D^r FR. GUERMONPREZ,

Membre correspondant de la Société de Chirurgie de Paris,
et de l'Académie royale de Médecine de Belgique.

———

AVEC 63 FIGURES INTERCALÉES DANS LE TEXTE.

———

PARIS,

P. ASSELIN, ÉDITEUR,
Place de l'École-de-Médecine.

1887.

On insiste généralement sur les avantages de conserver le plus possible des éléments de la main mutilée par un traumatisme, mais on conviendra qu'au pouce il faut réserver la plus grande part de ce précepte de chirurgie conservatrice.

Le pouce est en effet l'élément principal de la main:

C'est la « caractéristique » de la main d'avoir un élément *opposable* aux autres.

Aussi a-t-on pu dire qu'une main dépourvue de pouce n'est plus une véritable main. Ce n'est plus qu'une patte, disait Huguier.

Mais il ne suffit pas de préceptes généraux. Il faut des faits pour démontrer les avantages de la chirurgie conservatrice dans ses applications au pouce.

Dans son traité *Science and art of Surgery* (II. 267-268), M. J. Eric Erichsen envisage cette question d'une façon très pratique. « En regardant la main au point de vue chirurgical, dit-il, nous devons la considérer comme composée de deux parties : la main proprement dite et le pouce ; le pouce étant une main accessoire, un élément opposé au reste du membre, au travers le milieu duquel les mouvements d'adduction et d'abduction s'accomplissent principalement, et sans lequel le membre n'a qu'une utilité comparativement limitée, en raison de l'étendue restreinte de la flexion et de l'extension. Il s'ensuit que le pouce est d'une importance égale au reste de la main, et la préservation de ses trois os doit être considérée tout autant que celle des seize autres os qui entrent dans la constitution du métacarpe et des doigts.

» Dans tous les cas de maladie ou de blessures qui intéressent le pouce, tous les efforts doivent tendre à sa préservation.

» *S'il est raccourci et incapable de flexion,* il restera néanmoins un élément opposable très utile au reste de la main.

» Trouverait-on nécessaire de le racourcir, on doit avoir soin d'en supprimer le moins possible : une portion d'une phalange, ou même son métacarpien, est d'une utilité de premier ordre pour donner de la force et de la souplesse dans l'acte de préhension de la main.

» On conservera un débris encore très utile en enlevant une portion, ou même la totalité de la phalange métacarpienne, de l'articulation métacarpo-phalangienne, ou même en pratiquant l'énucléation du métacarpien sans sacrifier les phalanges. Ces diverses opérations sont faciles ; une incision des parties molles mettra l'os nécrosé à découvert ou l'articulation malade, qui doit être enlevée au moyen d'une cisaille ou d'une scie étroite.

» Lorsque le pouce a été luxé en arrière ou blessé par une explosion, on peut le conserver souvent en réduisant les fractures et en immobilisant l'organe sur une attelle avec un léger . pansement à l'eau.

» L'amputation devient-elle nécessaire, il faut la pratiquer suivant la règle et épargner le plus possible les éléments du pouce intéressé. »

Ces préceptes, bien admis en Angleterre, sont peut-être mieux précisés de ce côté du détroit et même étendus à des mutilations plus importantes.

Quelques faits, les uns inédits, les autres peu connus, en fourniront la preuve.

Opération d'Huguier.

Dans son mémoire posthume, le docteur P. C Huguier a bien exprimé quel était le motif de son innovation. « Le chirurgien devra s'ingénier à suppléer, autant que possible, l'absence du pouce ; il recherchera si, *dans les cas de perte absolue*, causée par un arrachement, par la gangrène, par le broiement, etc, *de sa partie libre,* l'art n'offrirait pas quelque nouvelle ressource, pour atténuer une aussi grande perte. » (1).

C'est pourquoi Huguier a cherché le « remplacement du pouce par son métacarpien, par l'*agrandissement du premier espace interosseux*. »

Pour l'auteur, presque tous les mouvements généraux et spéciaux, qui font l'avantage du pouce, lui sont communiqués par son métacarpien. Cet os « est en réalité la première phalange du pouce. »

En 1852, Huguier a, pour la première fois, pratiqué son opération, à l'hôpital Baujon, sur un homme, dont les deux phalanges du pouce droit avaient été arrachées par une morsure de cheval. (2)

---

(1) Considérations anatomiques et physiologiques pour servir à la chirurgie du pouce (*Arch. gén. de Médecine*. Paris 1874. I, 78).

(2) La pièce a été présentée à la *Société de Chirurgie*.

Agrandissement du premier espace inter-métacarpien ; restauration des mouvements de préhension (P. C. Huguier).—Voici comment, vingt-cinq jours environ après l'entrée du blessé, lorsque tout travail congestif et toute sensibilité anormale eurent disparu, je procédai à l'opération : une incision cutanée fut commencée sur le dos de la main, vers le milieu du premier espace interosseux, à égale distance des deux métacarpiens, à quelques millimètres du bord externe et de la base du muscle abducteur de l'indicateur ; elle passait sur le bord libre de la palmature cutanée, qui réunit le pouce à l'index, et remonte sur la face palmaire de la main, jusqu'à la hauteur où elle avait été commencée. Des incisions plus profondes, suivant le trajet et l'étendue de la première, mirent bientôt à découvert le muscle adducteur du pouce ; l'artère interosseuse dorsale, qui réunit ou donne naissance aux artères collatérale interne du pouce et collatérale externe de l'index, fut divisée et liée immédiatement à ses deux bouts. Je saisis le muscle adducteur avec une pince à larges mords, je le tendis, le tirai en bas et le divisai d'un seul coup, à un centimètre de l'origine de son tendon.

La plaie fut immédiatement réunie d'avant en arrière, avec la plus grande facilité, par cinq points de suture, l'un, médian, placé au fond, vers la base du muscle abducteur de l'index, les quatre autres, deux par deux, sur chaque partie de la plaie correspondant au métacarpien.

La main fut placée et fixée sur une attelle à doigts, le pouce aussi écarté que possible de l'indicateur, sans cependant exercer aucun tiraillement sur les parties divisées.

Les fils des sutures furent enlevés, le quatrième jour ; la réunion eut lieu par première intention.

Après un mois et demi de séjour, le blessé sortait de l'hôpital, pouvant écarter et rapprocher à volonté le premier métacarpien du second ; la partie inférieure du premier était tout à fait libre et détachée du reste de la main, dans l'étendue de 2 centimètres 1/2, et le malade pouvait saisir fortement entre les deux métacarpiens des corps d'un médiocre volume.

Agrandissement du premier espace intermétacarpien ; restauration partielle des mouvements de préhension (Huguier). — Le second malade, sur lequel je pratiquai cette opération, en novembre 1854, était un ouvrier mécanicien , qui avait eu le pouce écrasé entre deux tampons de wagons. Les parties molles s'étaient gangrénées jusqu'à quelques millimètres de l'articulation métacarpo-phalangienne, et le pouce se sépara presque spontanément au niveau de cette articulation.

Après la cicatrisation de la plaie, je rendis libre la moitie inférieure du métacarpien, en agrandissant de haut en bas le premier espace interosseux, par le même procédé ; il ne différa qu'en ce que l'ouverture de l'artère interosseuse dorsale, moins volumineuse, ne nécessita qu'une seule ligature, et aucun accident ne survint ; seulement, comme avant l'opération, il y avait eu des accidents inflammatoires, les mouvements du métacarpien étaient moins faciles.

Dans cette opération, qui est des plus simples et des plus rapides, on a, d'après l'auteur, plutôt trop de peau que pas assez.

On a donc la possibilité d'améliorer encore l'opération très rationnelle d'Huguier, en déplaçant la cicatrice :

Celle-ci doit, en effet, se trouver sur le bord libre du premier espace intermétacarpien; il vaudrait mieux qu'elle fût reportée sur la face dorsale de cet espace.

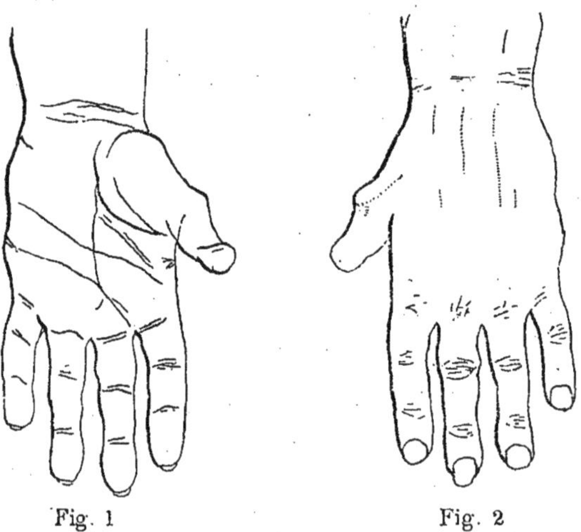

Fig. 1   Fig. 2

Écrasement entre deux rouleaux ; — vigueur et dextérité satisfaisantes.

Cette réserve ne diminue pas l'importance cheiroplastique de l'opération d'Huguier.

Par l'agrandissement du premier espace intermétacarpien « on fait *remplir* par le premier os du métacarpe, une partie des usages et des fonctions du pouce absent. »

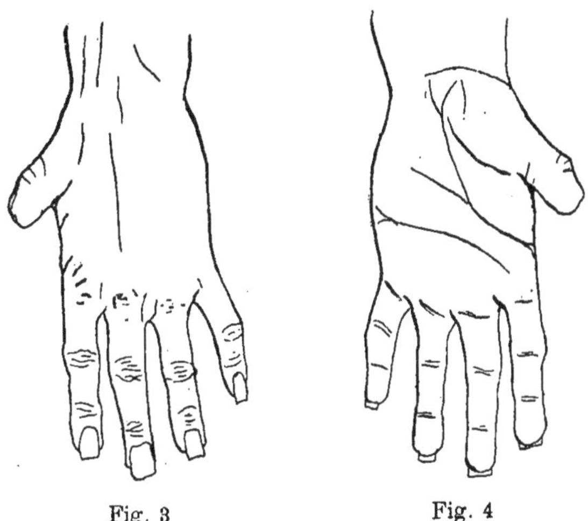

Fig. 3   Fig. 4

Section contuse par chûte d'objet ; — vigueur suffisante pour le travail
de frappeur ; dextérité capable de permettre la profession de dresseur.

C'est ce qui arrive dans le cas d'ankylose presque complète de la phalange métacarpienne du pouce avec perte de la portion terminale; tous les mouvements se passent dans le premier métacarpien.

Nous avons publié deux faits, qui viennent à l'appui de l'opération d'Huguier, en prouvant l'importance fonctionnelle du pouce, alors même qu'il est réduit, ou presque réduit, aux mouvements de son articulation trapézo-métacarpienne. (1)

Dans l'un et l'autre cas, (fig. 1, 2, 3 et 4), la vigueur et la

---

(1) *Pratique chirurgicale des établissements industriels.* Paris-Lille, 1884. p 262, obs. CXX; p. 282, obs. CXXXV.

dextérité sont suffisantes, pour permettre pendant des années l'exercice de professions pénibles.

De l'opération d'Huguier, se rapproche tout naturellement le précepte du dégagement du pouce dans le cas de mutilation complète de l'index, ou bien des index et médius.

Dans un travail actuellement en préparation, M. Alb. Véroudart démontre que l'amputation métacarpo-phalangienne de l'index, soit isolément, soit conjointement avec une opération analogue de médius, donne des résultats fonctionnels très contestables.

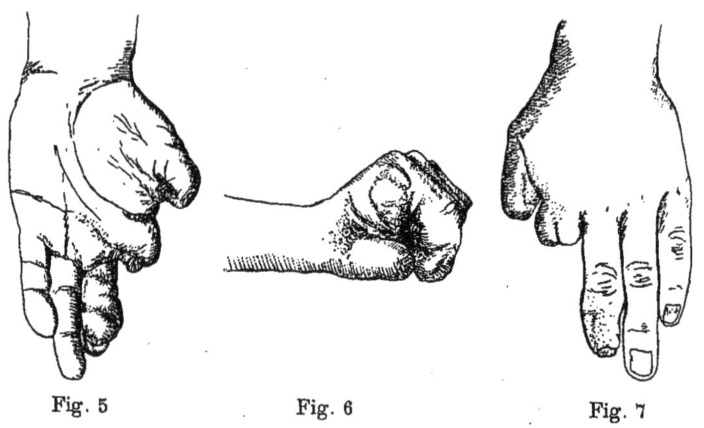

Fig. 5   Fig. 6   Fig. 7

Coup d'engrenages : indication de l'amputation du second métacarpien.

Deux faits empruntés à ce travail sont la preuve des limites nécessaires qu'il convient d'adopter pour la conservation des éléments de la main.

Dans le premier il s'agit d'un homme, dont la préhension est entravée, par la présence d'un débris de l'index et du second métacarpien entre le pouce et le médius. Il est incontestable qu'un premier espace intermétacarpien eût été bien plus avantageux que ce débris informe et inutile. Quand l'amputation du second métacarpien vers son extrémité supérieure fut proposée, le blessé refusa toute intervention chirurgicale.

Dans le second fait emprunté au travail de M. Véroudart,
c'est une amputation des second et troisième métacarpiens,
qu'il eût fallu pratiquer pour obtenir un premier espace intermétacarpien dans de bonnes conditions. Il est d'autant plus
regrettable de se heurter aux refus obstinés de cette ouvrière,
qu'il s'agit d'une fille encore jeune réduite à exercer la
préhension de la matière textile, dans son atelier, en se
servant seulement de son annulaire et de son auriculaire.

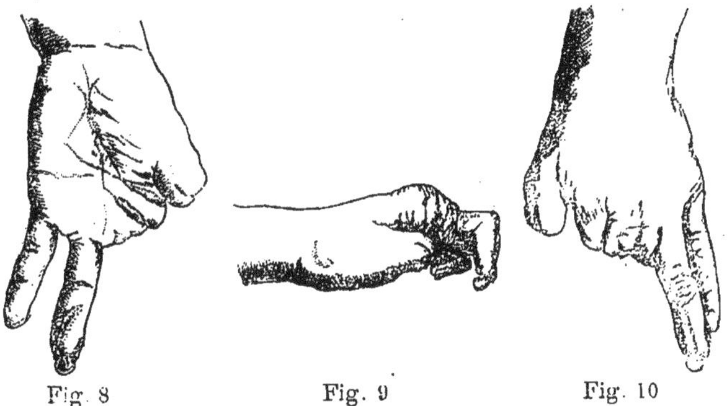

Fig. 8   Fig. 9   Fig. 10

Coup d'engrenages : indication d'amputation des 2ᵉ et 3ᵉ métacarpiens.

Les parties latérales de ces deux doigts ne sont évidemment
pas aptes à supporter, sans peine et sans fatigue, une pareille
fonction pendant toute une journée de labeur.

Le même travail de M. Alb. Véroudart relate une amputation au niveau de l'extrémité supérieure des deuxième et troisième métacarpiens dans des conjonctures très comparables.

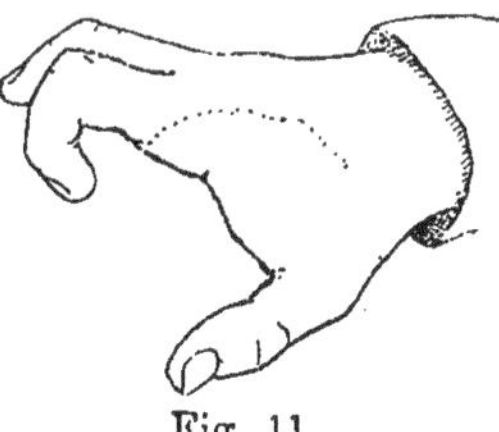

Fig. 11

Coup d'engrenages ; résultat de l'amputation des 2ᵉ et 3ᵉ métacarpiens
au point de vue de la libération du pouce droit.

Une résection phalango-phalanginienne de l'annulaire fut ultérieurement nécessaire, il est vrai. Mais sur le point, dont il est ici question, le résultat fut acquis d'emblée, et le pouce, *libéré* par l'amplitude d'un bon espace premier intermétacarpien, put fonctionner d'une façon puissante et facile.

Pour faire apprécier l'importance fonctionnelle de cette *libération du pouce*, nous reproduirons une observation d'ectrodactylie, publiée dans les *Bulletins de la Société de chirurgie de Paris*.

Ce fait tératologique n'a pas peu contribué à nous éclairer sur la conduite chirurgicale la plus avantageuse dans ces circonstances.

Ectrodactylie : fonctionnement comparable à celui de la main normale après amputation des trois métacarpiens médians. — Né de parents bien conformés, entouré de cinq frères et sœurs tous également bien conformés, l'instituteur X... ne présente pas d'autre anomalie congénitale que celle de la main droite.

Cette main est notablemeut plus petite que sa congénère, pourvue d'une peau plus délicate et un peu plus pâle. Le pouce et l'auriculaire seuls existent.

Le pouce est réduit à sa phalange unguéale et au métacarpien.

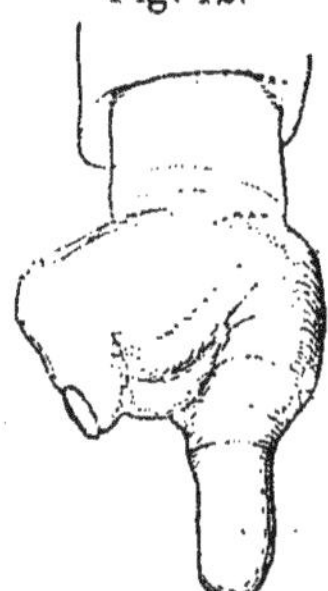

Fig. 12.

Ce premier métacarpien est aussi long et aussi bien conformé que celui du côté gauche. La phalange unguéale est aussi large que sa congénère, mais elle présente douze à quinze millimètres de plus en longueur. Elle fait, du côté de la flexion, un angle à peu près droit avec son métacarpien et ne peut accomplir de mouvements dans une étendue de plus de 30 degrés. Encore les mouvements spontanés sont-ils impossibles ; il faut les communiquer pour connaître leur valeur. Les mouvements d'abduction et d'opposition du pouce sont presque complets.

L'auriculaire se compose d'un métacarpien et de deux phalanges

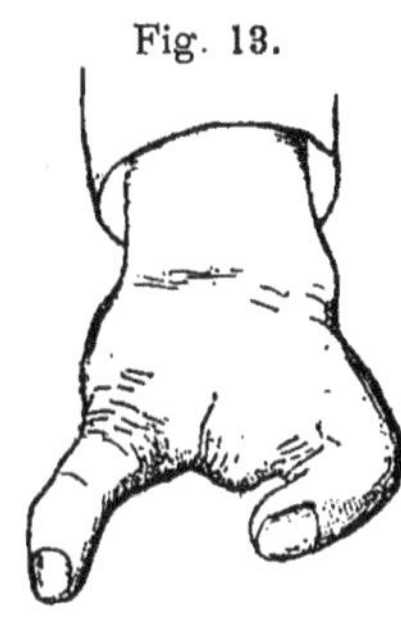

Fig. 13.

seulement. Le métacarpien est peut-être un peu plus long ; il est certainement beaucoup plus épais que son congénère. La phalange métacarpienne est de sept millimètres plus longue que celle du côté gauche ; son épaisseur est à peu près la même, sauf au niveau de l'articulation métacarpo-phalangienne qui est plus épaisse. La phalange unguéale, légèrement inclinée en dehors, est un peu plus volumineuse que celle du côté opposé. Les mouvements de flexion, d'extension, d'adduction et d'abduction se font complètement dans l'articulation métacarpo-phalangienne de l'auriculaire.

Ensemble, les deux doigts peuvent se replier pour former le poing ; toutefois, l'articulation métacarpo-phalangienne du pouce ne permet

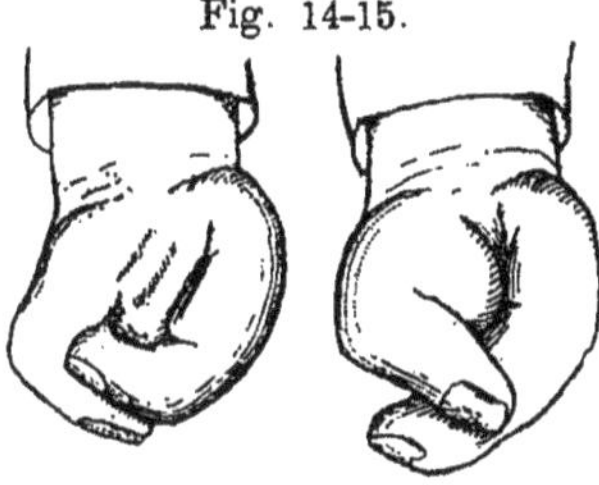

Fig. 14-15.

pas à ce doigt d'être recouvert par l'autre : pour former le poing, l'auriculaire se trouve au-dessous du pouce, qui vient se replier par dessus.

Le rapprochement des deux doigts ne peut d'ailleurs être obtenu d'une façon bien complète, en raison d'un obstacle facile à constater par la palpation.

Dans la région métacarpienne, on trouve un os, long de 32 à 35 millimètres, épais de 8 à son extrémité externe et de 20 du côté du petit doigt. Transversalement dirigé entre les deux métacarpiens, cet os s'articule avec eux et aussi avec la partie médiane du carpe, sur lequel il est d'ailleurs peu mobile.

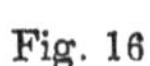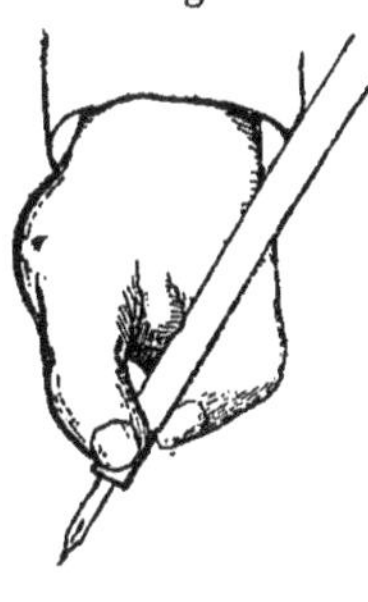

Fig. 16

Cet os empêche le rapprochement des deux doigts, à ce point que le sujet ne peut écrire avec un porte-plume ordinaire : il lui faut une pièce notablement plus volumineuse pour écrire longtemps sans fatigue. Dans ces conditions, il fournit avec une véritable rapidité la calligraphie que comporte sa profession d'instituteur. Il peut de même dessiner et faire bien d'autres travaux d'adresse, pourvu toutefois que l'instrument qu'il manie soit d'un volume suffisant.

Il en est de même pour les travaux de force : bien que la vigueur soit moins grande que du côté gauche, le sujet peut, à l'aide de ses deux doigts soulever de lourds fardeaux ou faire de véritables efforts, toutes les fois que le volume de la poignée lui donne une assez large prise.

Au-dessous de cet os métacarpien intermédiaire, se trouve une masse charnue, probablement graisseuse, puisqu'elle ne durcit guère dans les efforts. Cette masse charnue s'étend jusqu'à 35 millimètres au-dessous de l'os métacarpien médian.

Les masses musculaires forment une éminence thénar et une éminence hypothénar aussi importantes que celles du côté opposé.

L'artère radiale, après son passage dans la tabatière anatomique, se retrouve aisément sur le bord interne de la face postérieure de presque tout le pouce.

L'artère cubitale ne se retrouve guère au-dessous de l'avant-bras et du poignet.

La peau ne présente rien de notable non plus que les ongles. La sensibilité n'est pas troublée.

L'avant-bras et le carpe sont normaux.

Résection de la phalange métacarpienne.

Il semble rare de bénéficier de la résection d'une phalange métacarpienne en général. Bien des chirurgiens pensent, comme M. John Ashurst, (de Philadelphie), que le doigt se dévie et se raccourcit ; et ce n'est pas seulement la symétrie de la main , qui est perdue ; mais ses fonctions , qui sont plus ou moins gravement compromises (1).

On observe, en effet, des doigts flottants, parce qu'ils ont perdu une phalange en totalité, ou en partie (2). Ces doigts deviennent, continue M. Verneuil, des appendices gênants : l'intervention chirurgicale peut devenir indispensable , ainsi on est amené à les amputer. — C'est vers la fin du premier mois que l'auteur conseille cette opération.

M. Polaillon a vu, de son côté, quelques moignons branlants après des traumatismes, où l'on avait voulu tout conserver ; les patients les trouvaient si incommodes, qu'ils demandaient qu'on les en débarrassât (3).

C'est probablement le motif qui a inspiré M. Chauvel, lorsqu'il juge l'extirpation des deuxièmes et premières phalanges des doigts par leurs « résultats peu favorables » (4).

---

(1) *Encyclopédie internationale de Chirurgie*, art. RÉSECTIONS. Paris 1885, IV, 703.

(2) *Mémoires de Chirurgie*. Paris 1877, I, 630.

(3) *Chirurgie du doigt*. Paris 1884, 227.

(4) J. Chauvel. *Precis d'opérations de chirurgie*, 2° édit. Paris 1883, 384.

Pour le pouce toutefois, l'importance des fonctions autorise certainement à faire des tentatives dans le sens des extirpations de l'une ou de l'autre phalange. (Polaillon.)

J. F. Malgaigne écrit que l'extraction de la phalange métacarpienne, bien qu'elle n'ait été, ni tentée, ni même proposée avant lui, peut paraître quelquefois indiquée, *surtout au pouce*.

Velpeau a vu la phalangette de *ce doigt* conserver ses mouvements après l'extraction faite par fragments de la phalange nécrosée (1).

« Il s'agit de l'un des meilleurs amis de Velpeau, et des premiers médecins de France. Malade depuis un an par suite d'une blessure, nécrosée dans presque toute sa longueur, entourée d'une gaîne en pleine suppuration, la première phalange de son pouce gauche put être extraite par un trajet ulcéreux, qu'il suffit d'agrandir un peu ; et le doigt ainsi traité a repris une partie de ses fonctions » (2).

Butcher, dans un cas d'écrasement de cette même phalange métacarpienne, trouva les tendons conservés, agrandit la plaie, et enleva tout ce qui restait de l'os.

Manec a eu l'occasion d'employer un procédé plus régulier : il a fait une incision longitudinale sur le côté interne du pouce et il a enlevé ainsi la phalange en deux morceaux. M. Verneuil a revu l'opérée trois ans après ; le pouce était raccourci de trois centimètres ; la phalangette et l'os métacarpien à peu près en contact ; les mouvements de la phalangette fort limités ; mais la malade s'en servait pour saisir les objets les plus volumineux et les plus ténus, avec autant de force et de précision qu'avec le pouce sain.

---

(1) J.-F. Malgaigne. *Manuel de médecine opératoire fondée sur l'anatomie normale et l'anatomie pathologique*, 4ᵉ édit. Paris 1843, 237.

(2) A. Velpeau. *Nouveaux Éléments de médecine opératoire*, 2ᵉ édit. Paris 1839, t. II, p. 647.

Chez le sujet de Butcher, un tissu dense et ferme prit la place de la phalange et diminua ainsi de moitié le raccourcissement du pouce ; la phalangette se fléchissait presque complètement et servait parfaitement à tenir la plume (1).

Huguier, dans son mémoire posthume, (2) s'est loué d'avoir pratiqué *sept fois l'exossation*, c'est-à-dire le *dégagement* du pouce. Les moignons étaient raccourcis, immobiles ou peu mobiles, mais suffisamment longs et solides pour contribuer à saisir des objets assez lourds. Au point de vue plastique ils laissaient sans doute à désirer, mais ils n'avaient pas subi ce modelage, ces pansements orthopédiques, que M. Ollier, (de Lyon), recommande pour toutes les résections des doigts et des métacarpiens (3).

Pour confirmer et justifier les tentatives conseillées par M. Polaillon, les meilleurs arguments sont les faits de date assez ancienne.

Celui que nous avons observé le 5 octobre 1886, dans le service de notre estimable collègue, M. le docteur Henri Dransart (de Douai), est des plus concluants :

Résection de la phalange métacarpienne du pouce droit ; restauration des mouvements. (Albert Véroudart.) — Le 19 novembre 1881, le moulineur T... Joseph, âgé de 31 ans 1/2, demeurant à Dorignies, avait pour fonction de pousser et de retirer les petits chariots à la partie inférieure des puits de la Compagnie des houillères de l'Escarpelle, lorsqu'un pic de mineur vint à tomber de 340 mètres (fosse de Leforest), au moment où l'ouvrier posait la main sur un bord de balustrade.

Trois heures après l'accident, M. le Dr H. Dransart constata une plaie contuse comprenant toute l'étendue du premier espace intermétacarpien, avec des décollements palmaires et dorsaux jusque sur

---

(1) *Même ouvrage*, 8e édition par Léon Le Fort. Paris 1874, I, 424.

(2) *Arch. gén. de Méd.* Paris 1874.

(3) L.-H. Farabeuf. *Précis de manuel opératoire.* Paris 1885, 673.

les 2ᵉ et 3ᵉ métacarpiens. La phalange métacarpienne du pouce est absolument broyée ; il en reste un certain nombre d'esquilles, qui compromettraient l'intégrité des vaisseaux ; elles sont, d'ailleurs, très difficiles à rapprocher et constituent un obstacle véritable au bon nettoyage de la plaie. Tous ces débris osseux sont successivement détachés, en sauvegardant l'intégrité du périoste, lorsque les circonstances le permettent. Cette espèce de résection porte sur la totalité de la phalange métacarpienne du pouce droit.

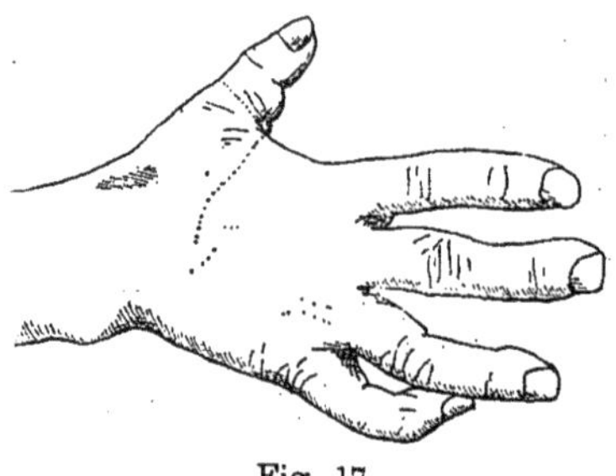

Fig. 17

Résection de la phalange métacarpienne du pouce droit.

Le neuvième jour survient un phlegmon presque superficiel de la main et de la partie inférieure de l'avant-bras. Les débridements nécessaires sont multipliés dès le début et jugent rapidement cette complication.

Deux mois après l'accident, le mineur reprend son travail ; mais il reste un peu de défaillance du membre, une sensibilité au contact, une tendance à l'exulcération des cicatrices. Enfin, quatorze mois après l'accident, la guérison peut être considérée comme définitivement acquise.

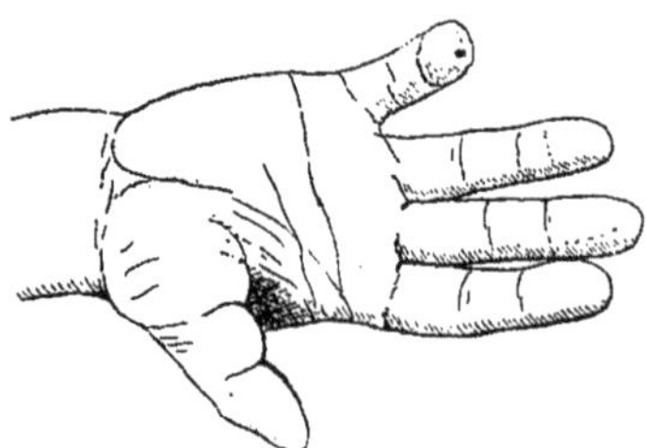

Fig. 18

Actuellement le pouce ne présente plus ni couleur anormale (bleuâtre ou pâle), ni aspect œdémateux, ni surface lisse et luisante. La configuration n'a rien de repoussant ; c'est un pouce raccourci.

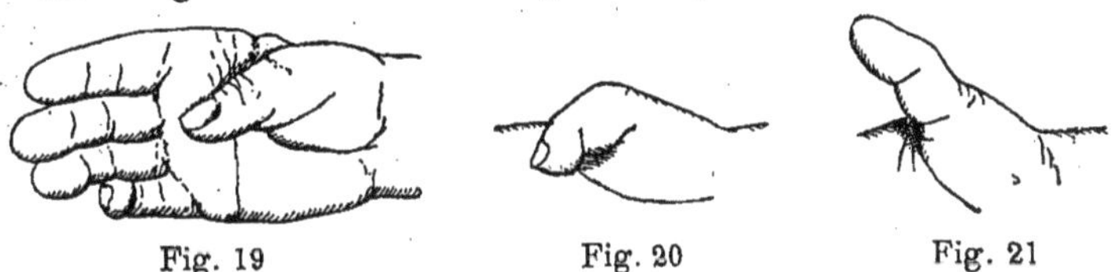

Fig. 19   Fig. 20   Fig. 21

Les mouvements de l'articulation métacarpo-phalangienne sont absolument libres du côté de l'extension, qui peut même être exagérée jusqu'au renversement (fig. 21). La flexion est moins facile (fig. 20). Toutefois, entre le mouvement d'extension forcée, d'une part, la flexion *maxima*, d'autre part, il y a encore un angle de 90° environ.

L'articulation interphalangienne est moins mobile. L'étendue de ses mouvements ne dépasse pas 10° ou 15°.

L'abduction (fig. 18) est encore bien importante et l'opposition (fig. 19) serait complète si la phalangette n'en paraissait entraver l'étendue.

La palpation de ce pouce permet d'ailleurs de reconnaître la reconstitution d'une portion inférieure de la phalange énucléée.

L'auriculaire de cette main est aussi altéré. Les mouvements de flexion des deux dernières phalanges sont absolument perdus. Ceux d'extension sont très incomplets dans les articulations moyenne et terminale.

Depuis ces dernières années, T. . Joseph, devenu porion, travaille beaucoup. Il fait une besogne de comptable pendant trois longues journées chaque quinzaine. Pendant le reste de cette période, il se livre au travail ordinaire de sa profession, frappe du marteau et accomplit tous les travaux de force que comportent les circonstances. S'il ne lui manquait un peu de vigueur à la fin de sa série d'heures de labeur, toutes les conséquences de l'accident seraient réparées.

La résection de la phalange métacarpienne du pouce peut donc être suivie d'une reconstitution partielle de l'os ; elle peut surtout donner, non seulement la possibilité de saisir des objets assez lourds, mais encore et surtout le moyen d'accomplir sans encombre un travail vraiment pénible, — et cela sans porter préjudice à la dextérité du membre ; — il en faut bien faire preuve pendant la période du travail de bureau que signale l'observation.

Résection complète du premier métacarpien.

La résection complète ou *extirpation* du premier métacarpien est une opération aujourd'hui classique, bien que peu appréciée par les auteurs.

Le résultat fonctionnel est toujours des plus médiocres, d'après M. J. Chauvel (p. 391).

Pour M. Alph. Guérin, la résection des métacarpiens a une utilité qui est en raison directe de l'importance physiologique des doigts correspondants (1). Et plus loin, le même chirurgien observe que les quatre derniers doigts n'ont pas la même utilité que le pouce, — que leur résection donne des résultats peu satisfaisants, — que (pour ces derniers) cette opération est loin d'être sans danger (p. 227).— C'est assez indiquer que l'utilité de cette *extirpation* est réservée au premier métacarpien.

Malgré la vulgarisation de cette opinion théorique mais juste, l'extirpation du premier métacarpien ne semble pas avoir été fréquemment pratiquée. Bégin se borne à la décrire sommairement. Le pouce fut raccourci, écrit-il, mais conserva une partie de ses usages (2).

Velpeau se contente de rappeler le fait de Sanson, qui a vu

---

(1) Alph. Guérin. *Éléments de chirurgie opératoire ou traité pratique des opérations*, 5ᵉ édit. Paris 1874, 224.

(2) L.-J. Bégin. *Nouveaux Éléments de chirurgie et de médecine opératoire*, 2ᵉ édit. Paris 1838, II, 811.

le premier os métacarpien se reproduire après avoir été détruit par nécrose (1).

J.-F. Malgaigne, dans son édition de 1843, en donne une description soignée et il en rapporte l'idée première (2) à Troccon, et les deux premiers succès à Roux et à Blandin.

Sédillot est beaucoup plus explicite : « Roux a doté la chirurgie d'une opération aussi ingénieuse qu'utile en faisant l'extraction en totalité du premier métacarpien et conservant ainsi les phalanges, comme l'avait précédemment proposé Troccon en 1816. L'opération eut un succès complet, et le malade, qui était tailleur, put continuer son état, ne présentant, pour toute difformité, qu'un raccourcissement du pouce, qui, ramené près du carpe, exécutait parfaitement les mouvements de flexion et d'extension.

» Blandin a répété, avec le même bonheur, cette opération.»

Sédillot lui-même a pratiqué deux fois cette extirpation et les malades ont très heureusement conservé les mouvements des phalanges et l'opposition du pouce (3).

En 1870, M. Polaillon juge favorablement cette opération : « Après l'ablation de son métacarpien , le pouce se rapproche du carpe et se présente sous l'aspect d'un appendice attaché sur le bord externe de la main. Mais. quoique très raccourci, il rend des services considérables dans les fonctions de la main. (4) »

Pour M. Albert Blum, il s'agit d'une opération excellente, car elle permet de conserver le pouce, qui, au bout d'un certain temps, reprend presque toujours ses mouvements (5).

---

(1) L.-J. Sanson. *La carie et la nécrose comparées entre elles.* Thèse de concours 1883.

(2) Dans la 8ᵉ édition (Paris 1874, I, 425). M. le prof. Léon Le Fort rapporte cette idée première à Barbier en 1804.

(3) Ch. Sédillot. *Traité de médecine opératoire,* 3ᵉ édit. Paris 1865, I, 513.

(4) Polaillon. *Dict. encycl. des sc. méd.*, art. MAIN (PATHOLOGIE) , 2ᵉ série , IV, 159.

(5) Albert Blum. *Chirurgie de la main.* Paris 1882, 195.

En Angleterre, on considère aussi l'exossation du premier métacarpien, avec conservation du pouce, comme une opération bien indiquée (1).

J.-F. Malgaigne enseignait qu'après la guérison le doigt est raccourci et d'abord incapable d'aucun usage ; mais qu'il reprend peu à peu presque tous ses mouvements naturels.

M. L. Le Fort y ajoute une réserve « ce résultat n'est pas constant, car j'ai observé, à Milan, une femme ayant subi cette résection et dont le pouce, sans force, n'était d'aucun usage. » (2)

M. L.-H. Farabeuf opine que l'extirpation des métacarpiens est, pour les quatre derniers doigts, une opération aléatoire. Au contraire, un pouce même défectueux rend, d'après lui, souvent de très grands services. Et il décrit, avec son talent ordinaire, les deux méthodes, (bistouri et rugine), d'extirpation du métacarpien du pouce (p. 675-679), en recommandant de respecter à tout prix les organes moteurs du pouce conservé, c'est-à-dire les tendons et les muscles phalangiens.

Ici encore, un fait inédit vient à l'appui des données actuelles de la chirurgie conservatrice de la main. Nous sommes heureux de l'emprunter au service de M. le Dr Henri Dransart (de Douai).

Extirpation totale du premier métacarpien de la main droite; restauration d'une grande partie de mouvements. (A. Véroudart). — Le 27 mars 1885, Pauline B..., âgée de 37 ans, laveuse de laine à la mécanique, demeurant à Sin-le-Noble (hameau du Marais), est victime d'un accident complexe, dans lequel interviennent, à la fois, la chute d'un très gros boulon de fer et une compression brusque entre une chaînette de fer et une poulie. Il en résulte une vaste et profonde plaie contuse

---

(1) Jh.-Eric Erichsen. *The science and art of Surgery*, 7° édit. London 1877, t. II,

(2) J.-F. Malgaigne. *Manuel de médecine opératoire*, 8° édit. par L. Le Fort. Paris 1874, I, 425.

et par glissement, qui sectionne presque toutes les parties molles, tant palmaires que dorsales, du pouce et découvre le premier métacarpien, sans le fracturer.

Après une semaine passée sans incident notable, survient une grave hémorrhagie de l'artère radiale. Bien des tentatives furent successivement employées, pour y mettre terme, mais sans pouvoir y parvenir.

Le 3 avril, M. le Dr H. Dransart (de Douai), pratiqua l'extirpation totale du premier métacarpien avec rapidité et sans grande peine. Il put dès lors assurer l'hémostase par la torsion du bout supérieur de la radiale et par une forcipressure peu prolongée du bout périphérique.

L'hémorraghie ne reparut pas et la guérison fut acquise en quelques semaines.

En octobre 1886, on trouve un pouce très raccourci, encore légèrement œdémateux et un peu plus froid que la reste de la main. Il est d'ailleurs certain que cette femme n'en souffre pas, et n'en est surtout pas incommodée.

Spontanément son articulation interphalangienne ne donne guère que 15° à 20° de flexion.

Dans les mouvement communiqués, l'opposition du pouce (fig. 24) peut être réalisée d'une manière complète L'abduction peut être poussée jusqu'à un renversement très exagéré.

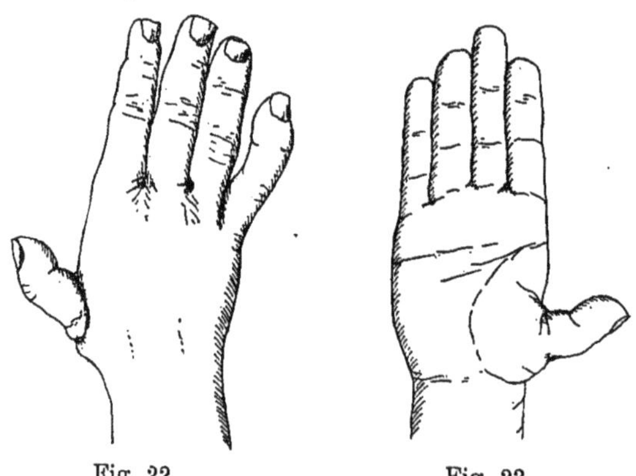

Fig. 22   Fig. 23

Extirpation du premier métacarpien de la main droite.

Il est malheureusement impossible d'apprécier la valeur des mou-

vements spontanés. La malade ignorait elle-même qu'elle pouvait
tenir et manier les objets de large dimension, comme une bouteille à
vin de forme ordinaire.

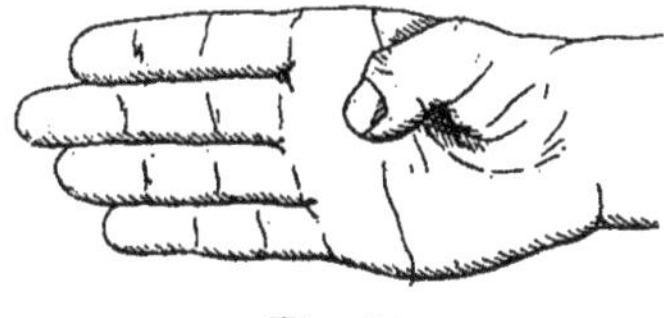

Fig. 24

L'article de nouvelle formation ne présente donc pas le caractère
d'articulation dite de polichinelle.

Il est fâcheux que, par coquetterie, cette femme conserve l'habitude
de porter une sorte de doigtier, qui n'a pas de raison d'être et surtout
qu'elle persiste à ne pas se servir de son pouce.

Restaurations du pouce.

Quand le pouce est supprimé par le traumatisme, ou bien encore quand il ne reste pas assez de parties molles, pour mener à bien une résection partielle ou totale de son squelette, les chirurgiens se sont longtemps résignés à l'amputation pure et simple de ce doigt principal de la main.

Nous croyons, toutefois, qu'avec l'inappréciable secours de l'anesthésie d'une part, de l'antisepsie d'autre part, et sous la réserve des soins suffisamment délicats dans l'acte opératoire, il n'est plus illogique de tenter la restauration du pouce au moyen de l'un des doigts qui subsistent.

Quelques-uns objecteront peut-être que c'est faire courir au mutilé les chances inutiles de la complication tétanique ; mais c'est là une menace, qui ne s'est même pas présentée aux chirurgiens lillois depuis quinze ans au moins.

Restauration du pouce au moyen de l'index.

A défaut d'observation, (l'occasion ne s'est pas présentée), on peut réaliser sur le cadavre la restauration du pouce au moyen de l'index.

L'opération comprend six temps :

1° Débridement de la peau palmaire, du tissu cellulo-graisseux sous-cutané et des éléments fibreux du second espace intermétacarpien, à partir du pli de flexion le plus inférieur de la paume de la main, (précisément au niveau du point de départ de l'artère collatérale interne de l'index et de l'artère collatérale externe du médius).—Cette incision cutanée est continuée sur le côté dorsal, en suivant une direction oblique, jusqu'à la plaie traumatique qui aurait supprimé le pouce.

2° Ouverture de l'articulation métacarpo-phalangienne de l'index, en sectionnant successivement les ligaments latéraux interne et externe. — Dégagement de la moitié inférieure de cet os, en sauvegardant l'intégrité de toutes les parties molles, qui l'environnent, et spécialement les tendons extenseurs.

3° Section du métacarpien ; pratiquée à la scie, suivant un plan oblique en bas et en dedans.

4° Après un dégagement analogue de la moitié supérieure de la phalange métacarpienne, — section de cet os suivant un plan oblique en bas et en dehors.

5° Après action du perforateur à manivelle sur chacun des deux os, — suture des pièces squelettiques au moyen d'un double crin de Florence de gros calibre (1).

6° Suture de la peau.

Restauration du pouce au moyen d'un débris de médius.

Un résultat, si incomplet qu'il soit, porte son enseignement, et il nous est difficile de le résumer autrement que nous l'avons fait devant la *Société de Chirurgie de Paris*, le 28 juillet 1886.

Coup de carde, résection de l'articulation métacarpo-phalangienne de l'index sans résultat ; tentative de restauration du pouce au moyen d'un débris de médius, utilisation de la main.— Le 11 avril 1885, la cardeuse Marie de B..., âgée de 45 ans, eut l'imprudence de vouloir, pendant la marche, retirer quelques corps étrangers au moment où le ruban passait par dessus le hérisson de sa carde. Le pouce se trouva saisi

---

(1) Voir Observation publiée par le Dr P. Bigo. *Gaz. méd. de Strasbourg*, 1886.

par quelques fibres de la matière textile ; la main droite fut tout à coup renversée, et l'ouvrière fut entraînée par ce mouvement forcé (fig. 25) ;

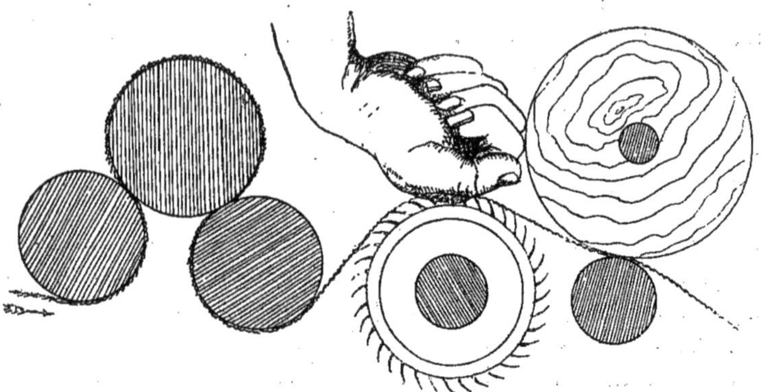

Fig. 25. — Le mécanisme de l'accident.

on la retrouva assise sur la table de son métier : il fallut employer une grande vigueur pour la dégager.

M. le Dr P. Rey voulut bien lui donner les premiers soins, procéder au nettoyage de la plaie, et pratiquer l'hémostase. La blessée est ensuite amenée à l'hôpital de la Charité, de Lille, pour y subir l'amputation du poignet. L'interne de garde constate l'absence d'hémorrhagie et de tout accident primitif. Il installe le pansement de Lister. Pendant la nuit, la patiente ne peut dormir à cause des douleurs de la région.

Le 12 avril, vers neuf heures du matin, la malade est anesthésiée à l'aide du chloroforme, sans incident notable. On reconnaît aisément la perte de la peau au-dessus de la face dorsale des quatre premiers métacarpiens ; les limites de la plaie cutanée s'étendent, du côté de l'avant-bras, jusqu'au niveau de l'articulation radio-carpienne ; du côté externe, elles s'étendent jusqu'au tiers externe de l'éminence thénar, se prolongent sur la face dorsale et sur le bord interne de cette même face dorsale des deux phalanges du pouce, puis sur le côté palmaire du premier espace intermétacarpien et jusque vers le milieu de la face dorsale de la phalange métacarpienne de l'index et de celle du médius. La destruction des parties molles ne saurait être plus exactement précisée ; ce qui est certain, c'est que les tendons extenseurs sont entièrement détruits, quelques débris filamenteux en sont retrouvés dans la plaie ; une branche postérieure du nerf radial peut être reconnue : en raison de son aspect ecchymotique et déformé, elle est immédiatement excisée. L'étendue du *ratissage* des parties molles est moins grande que la plaie cutanée, dont les bords sont recoquevillés sur la face dorsale des doigts et rétractés vers l'avant-bras et la paume de la main, bien que, partout, ces bords présentent le même caractère de *ratissage* par les pointes du « hérisson ». Les trois premiers métacarpiens, les phalanges métacarpiennes correspondantes, et leurs articulations métacarpo-phalangiennes sont remarquablement et profondément *ratissés*. Sur la face dorsale du second, on dirait d'une action de râpe ou de lime ; sur les autres, ce sont des sillons parallèles distants d'un à 3 ou 4 millimètres et pénétrant jusqu'à une profondeur de 3 millimètres au moins dans le cartilage articulaire, dans la substance spongieuse et même dans les crêtes de tissu compact sur lesquelles s'insèrent les muscles interosseux. Les trois articulations métacarpo-phalangiennes sont largement ouvertes, encombrées de débris cartilagineux et de très petites esquilles provenant de la tête du métacarpien et surtout de la partie externe de la petite cavité glénoïde de la phalange des index et médius ; les mêmes lésions se reconnaissent du côté interne de la partie correspondante du pouce. Outre ces lésions ou trouve une fracture de l'extrémité inférieure du second métacarpien, qui sépare, du corps de cet os, toute la portion articulaire d'une part, et une esquille longue de 12 millimètres d'autre part. Enfin le périoste est largement décollé et même entraîné et détruit par « le métier » sur la face dorsale et la moitié interne de la face palmaire du premier métacarpien et de la phalange correspondante, sur les deux tiers inférieurs du second métacarpien et sur une moitié de sa phalange, sur le tiers inférieur du troisième métacarpien et sur une moitié de la phalange correspondante.

Au milieu de tous ces débris, on ne trouve plus aucun filament de lin, aucun caillot, — le nettoyage de la plaie ayant été fait la veille avec un grand soin et une incontestable habileté par l'interne de garde.

La bande d'Esmarch, (en simple caoutchouc et non pas en tissu caoutchouté), est appliquée au niveau du bras, et la résection des

parties dépouillées de périoste sur les index et médius est immédiatement pratiquée, tout en conservant le pouce, que l'on se borne à
explorer et à nettoyer de nouveau.

Après cette opération, la blessée ne se plaint plus que des douleurs
de son pouce.

Le lendemain, l'index paraît à ce point ballant, qu'il serait certainement plus gênant qu'utile. L'ablation en est faite au niveau du pli
digito-palmaire.

La réparation de cette plaie s'opère lentement et sans autres douleurs que celles du pouce, dont le squelette se nécrose en entier.

Un mois après l'accident, la restauration du pouce, au moyen d'un
débris du médius, est pratiquée, après avoir été à plusieurs reprises
essayée sur le cadavre.

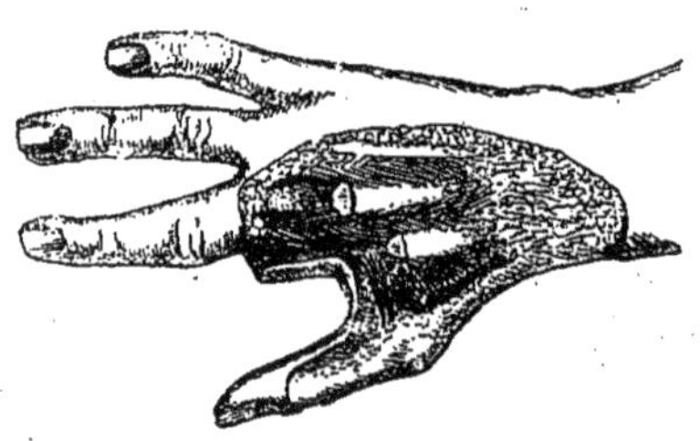

Fig. 26. — La « donnée » chirurgicale : Le pouce, dont il ne reste que la partie
palmaire, est à désosser ou à amputer. — De l'index il ne reste qu'un tiers de
métacarpien.— Le médius, (dont le tendon extenseur, complètement « ratissé »,
ne laisse pas le moindre débris dans la plaie), a subi la résection métacarpo-
phalangienne.

Après chloroformisation, application de la bande d'Esmarch et
fixation de la main sur un sachet de sable, l'opération est pratiquée
avec toutes les précautions antiseptiques.

Le *premier temps*, ablation de tous les bourgeons charnus, est
accompli à l'aide de la curette hémisphérique, et permet de reconnaître les éléments anatomiques, et en particulier la perte totale du
premier interosseux dorsal externe.

Le *deuxième temps*, désossement du pouce, est pratiqué suivant le
procédé ordinaire, avec une facilité d'autant plus grande, que l'os-
téopériostite était absolument complète.

Le *troisième temps*, débridement du troisième espace interdigital, dégage le médius jusqu'à 6 ou 8 millimètres du pli le plus inférieur de la paume de la main, sans intéresser les vaisseaux de la région. Le pouce de nouvelle formation est ainsi amené à une direction perpendiculaire aux os du métacarpe.

Le *quatrième temps*, ablation d'un large lambeau en V à sommet supérieur, supprime le volumineux repli qu'eût formé la peau qui recouvrait, du côté palmaire, l'articulation métacarpo-phalangienne de l'index. Ce lambeau est enlevé largement jusqu'à l'aponévrose palmaire.

Le *cinquième temps*, de beaucoup le principal, ne peut être mené à bien. La suture du ligament gléno-sésamoïdien du pouce d'une part, à la portion phalangienne du tendon de l'extenseur du médius d'autre part, ne put être obtenue.

Trois motifs rendaient impossible le résultat qui avait été si aisé dans toutes les expériences cadavériques. — D'abord le relâchement de la bande d'Esmarch avait déterminé une énorme tuméfaction de toute la main ; — ensuite, la tonicité musculaire, renforcée par l'inflammation traumatique, diminuait étrangement la longueur des fibres de l'éminence thénar ; — enfin le ratissage du débris du tendon extenseur du médius faisait ressembler cette partie à ces feuilles, que les botanistes qualifient laciniées, et faisait manquer presque toutes les tentatives de suture dans un tissu aussi peu résistant.

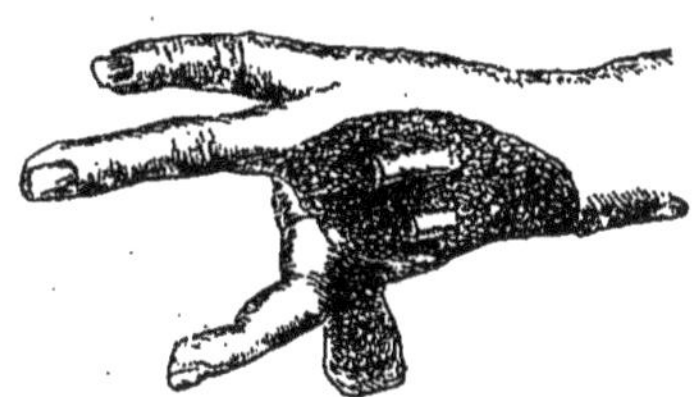

Fig. 27. — Les résultats des cinq premiers temps de l'opération.

Le tendon du long fléchisseur du pouce fut suturé aux débris de l'extenseur du médius.

Le pourtour de la peau palmaire du pouce fut régularisé, et les sutures dorsales et palmaires furent pratiquées à l'aide du crin de Florence.

Pendant toute cette opération, aucune ligature ne fut nécessaire.

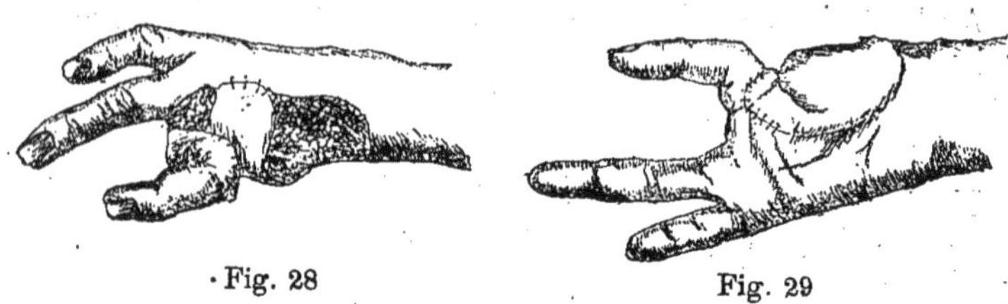

· Fig. 28   Fig. 29

Les résultats (dorsal et palmaire) des sutures cutanées.

Peu à peu, la vaste plaie par ratissage diminua d'étendue ; et, à ce point de vue déjà, l'opération amenait un résultat. Au bout d'un mois, la plaie était presque cicatrisée, ainsi que le démontre la fig. 30.

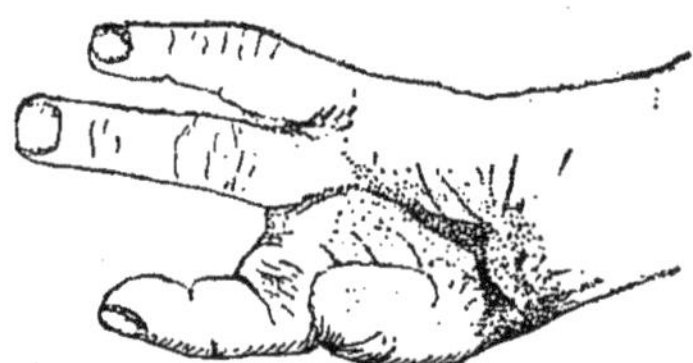

Fig. 30. — Un mois après l'opération.

Malheureusement, le pouce de nouvelle formation était à peu près ballant, toujours œdématié, et un peu sensible à la pression. Sa direction n'était plus celle du médius, mais elle n'était pas non plus celle d'un pouce utilisable. Un appareil plâtré, composé d'un bracelet et d'une anse formant ensemble une seule pièce, fut installé le 12 juillet, comme le montre la figure 31, dans l'espoir que l'écartement du nouveau pouce se maintiendrait pendant la formation et la rétraction de la cicatrice sous-cutanée.

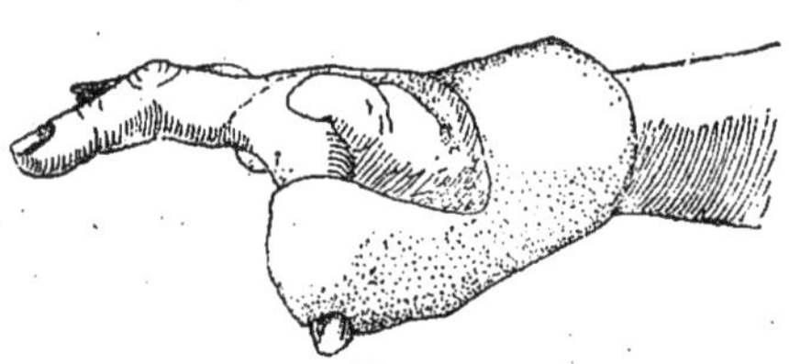

Fig. 31

L'appareil plâtré destiné à écarter le nouveau pouce.

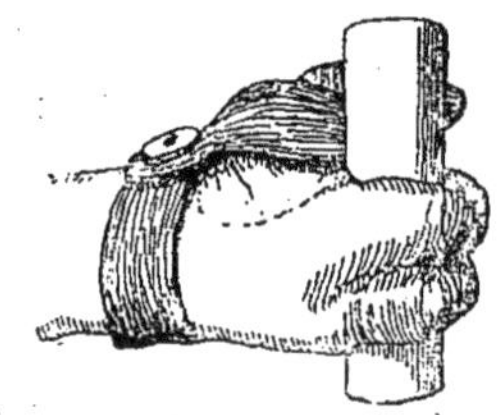

Fig. 32

L'appareil prothétique qui permet la préhension des objets volumineux.

Au bout d'un mois de patience, il fallut renoncer au résultat désiré. A défaut d'autre moyen, un appareil prothétique fut formé de deux pièces de cordon inextensible et, grâce à cet artifice, il devint possible de saisir et de manier les objets d'un certain volume (fig. 32).

Marie de B...... put être utilisée dans la filature en qualité de balayeuse ; elle put faire son ménage, et même écrire en se servant d'un porte-plume volumineux.

Toutefois, le résultat obtenu ne lui donnait pas une satisfaction suffisante ; le nouveau pouce était un peu ballant, et manquait absolument de toute vigueur.

Quatre mois après l'accident, tout œdème ayant disparu, la mutilée fut endormie de nouveau, la cicatrice fut ouverte et même excisée, et, après avoir mis à découvert le ligament gléno-sésamoïdien d'une part, le tendon du médius d'autre part, le cinquième temps de l'opération fut refait sans employer la bande d'Esmarch et sans hémorrhagie. La suture ligamento-tendineuse fut solidement assurée à l'aide de trois points de crin de Florence, placés à fil perdu. Le nouveau pouce fut redressé et sa direction fut rectifiée. Enfin les sutures cutanées furent faites au crin de Florence : une seule fut tordue en une anse qui, passant sur la face palmaire du nouveau pouce, devait devenir douloureuse pour l'opérée dans le cas où celle-ci aurait essayé inconsidérément de diminuer l'extension forcée de son nouveau pouce.

Cette dernière opération guérit sans incident.

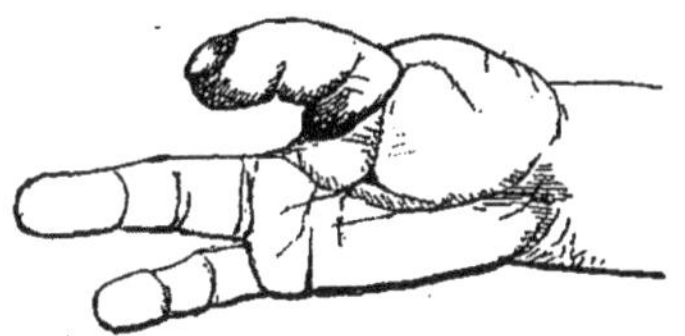

Fig. 33

Extension pendant le repos.

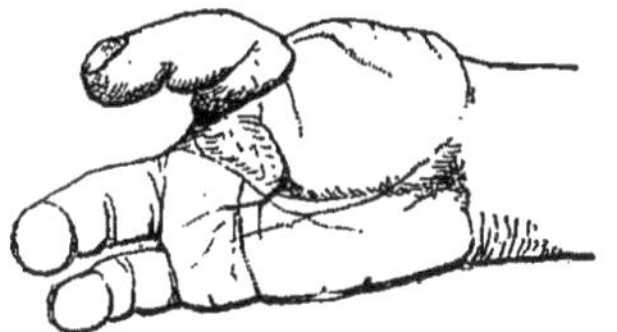

Fig. 34

A la fin d'une journée de travail.

Actuellement, cette femme a repris, et elle continue, le métier de cardeuse de lin qu'elle exerçait antérieurement. Les deux derniers doigts de sa main s'étendent aisément pendant le repos (fig. 33) ; mais la fatigue diminue l'étendue de ce geste d'extension (fig. 34). Quant à la flexion, elle est vraiment intacte et facile, ainsi qu'en témoignent les deux figures 35 et 36.

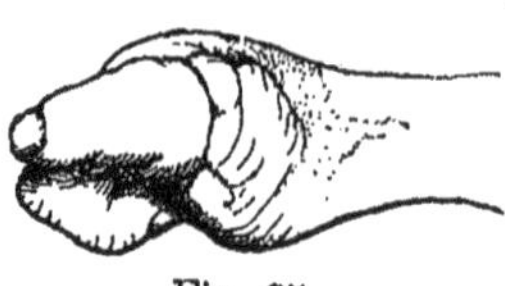

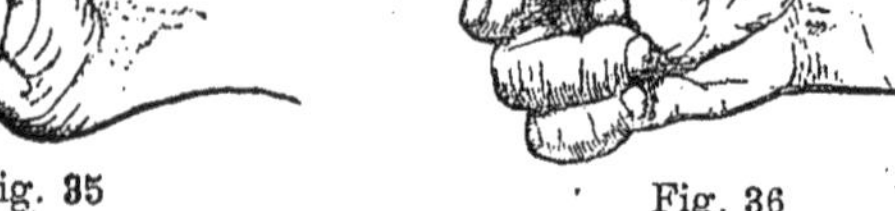

Fig. 35   Fig. 36

Flexion exercée en dehors de l'acte de la préhension.

Le nouveau pouce n'est cependant pas parfait : il n'est capable, ni de flexion, ni d'extension, ni d'opposition. Restant fixe dans sa direction, il constitue un solide point d'appui, en face duquel l'annulaire et l'auriculaire effectuent ensemble, avec une véritable vigueur, et non sans quelque dextérité, les mouvements de flexion, ceux d'extension, et surtout ceux d'opposition, ainsi que le démontrent les deux figures 37 et 38, prises pendant l'acte de préhension d'un objet volumineux.

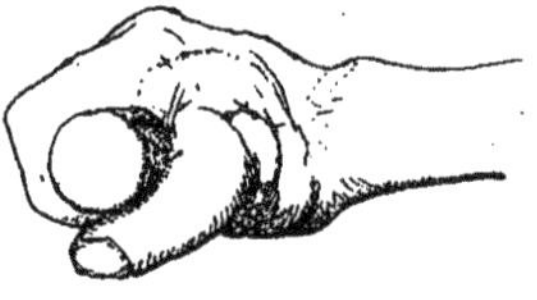

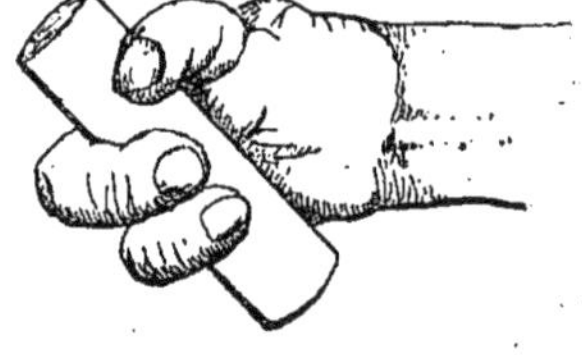

Fig. 37   Fig. 38

Flexion exercée dans l'acte de la préhension d'un objet volumineux.

Aussi cette femme a-t-elle pu reprendre et continuer depuis déjà longtemps son ancien métier de cardeuse de lin.

Sans doute, il ne saurait convenir de présenter ce fait comme une véritable restauration du pouce ; mais, si l'on considère dans quel état ont été laissés jusqu'ici les sujets privés complètement de l'usage du pouce, on pourra reconnaître que la tentative, qui précède, n'a pas été sans quelque résultat.

Pour expliquer cette innovation, qui tend à diminuer la gravité et l'importance de l'infirmité en question, il est équitable de présenter ici le résumé d'une observation, dont le regretté professeur Parise (de Lille) aurait lui-même ignoré l'importance et le véritable succès, s'il faut en croire le mutilé.

Un garçon de 13 ans a la main prise par l'engrenage d'un métier à peigner le lin. Le pouce est complètement détaché. L'index et le médius sont broyés.

A l'hôpital Saint-Sauveur, où le blessé est transporté, on rapproche les débris du médius de ceux de l'index, après avoir enlevé une série d'esquilles devenues libres.

Les diverses plaies étant cicatrisées après élimination des parties sphacélées, le membre est impuissant pendant une année environ.

Peu à peu cet enfant utilise ce qui lui reste, en exerçant diverses professions manuelles. Il ne songe même pas à tenter l'écriture proprement dite : il se contente d'écrire des chiffres et de savoir signer son nom ; mais il se livre à des travaux variés, tantôt de force, tantôt d'adresse, et il est arrivé à faire subir à son premier doigt une série de modifications, jusqu'à en faire en quelque sorte un nouveau pouce.

Actuellement, vingt-cinq ans après l'accident, cet homme est marchand de légumes, et, comme tel, il est seul pour cultiver sa terre, porter des fardeaux, conduire son cheval. Dans toutes ces circonstances, il se sert de son premier doigt cemme d'un pouce véritable et l'oppose très aisément aux deux autres doigts, ainsi que le montre la figure prise au moment où il manœuvre une manivelle (fig. 39), et aussi celle qui représente la fin d'un coup de marteau (fig. 40).

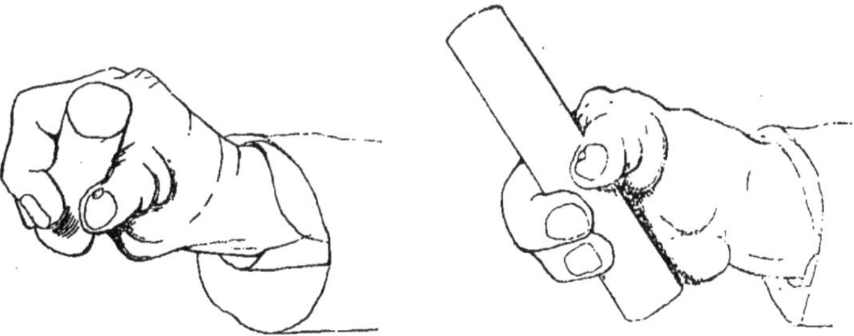

Fig. 39   Fig. 40

Coup d'engrenages ; restauration du pouce au moyen de débris des index et médius.

En examinant attentivement ce premier doigt , on trouve, sur le côté interne d'un ongle conservé dans sa totalité et conformé d'une

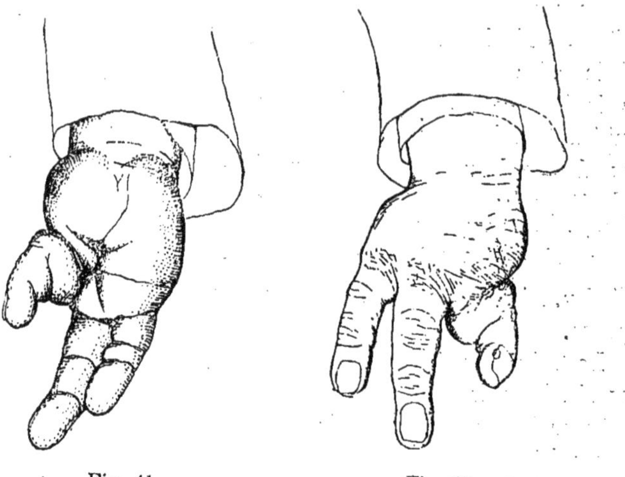

Fig. 41   Fig. 42

façon régulière , un autre petit ongle, plus épais que le premier, suivant une direction à peu près perpendiculaire à celle de l'autre, et donnant encore à L... la sensation d'une partie appartenant à un autre doigt.

De toutes les cicatrices, la seule notable est celle que représente la figure 42 , face dorsale , sous la forme d'un pointillé dirigé longitudinalement , depuis l'ongle jusque vers le milieu de la région métacarpienne. L'un des bords appartiendrait à un doigt et l'autre au doigt voisin.

L'exploration du squelette se fait sans grande difficulté ; elle est d'ailleurs contrôlée par ce que donnent les mouvements très peu étendus plus faciles à sentir qu'à voir dans toutes les parties intéressées de la mutilation. (fig. 43 et 44).

Fig. 43

Un débris du premier métacarpien, très étroit vers son sommet qui se perd dans le tissu cicatriciel , se trouve accolé, en avant et presque en dedans du second ; sa longueur est de 25 millimètres, tandis que celle du congénère est de 55.

Le second métacarpien, de 2 centimètres plus court que le troisième, est incliné vers la face palmaire et aussi vers la ligne médiane de la main ; son extrémité inférieure, manifestement atrophiée, (comme celle du premier), se perd dans la cicatrice ; il semble que vers le milieu de sa longueur se trouve une sorte de cal peu épais. Au-dessus de ces deux os se trouve une masse charnue, de consistance plutôt graisseuse que musculaire ; on trouve toutefois, dans les efforts que fait le sujet, quelques parties qui durcissent et font un soubresaut, au moment d'un geste ou d'un effort du pouce ou de l'index. Rien de ces mouvements ne se propage dans le nouveau pouce.

Le troisième métacarpien est intact. En avant de la tête de cet os s'articule la phalange métacarpienne. Celle-ci forme avec son métacarpien un angle d'environ 66 degrés, qui regarde vers l'éminence thénar, et se trouve dans un plan absolument perpendiculaire au plan de la main. La face dorsale de cette phalange métacarpienne regarde en dehors, alors que la face dorsale des os correspondants de l'annulaire et de l'auriculaire regardent bien et dûment en arrière. L'articulation métacarpo-phalangienne est donc à l'état d'ankylose fibreuse dans une situation absolument anormale. Ls phalange métacarpienne est recouverte du côté palmaire par deux épais bourrelets grasseux, dont l'un lui appartient exactement, et dont l'autre appartenait primitivement à la paume de la main, où elle recouvrait les deuxième et troisième articulations métacarpo-phalangiennes. Les deux phalanges moyenne et unguéale sont tellement immobiles l'une sur l'autre, qu'on les croirait soudées. La palpation permet toutefois de les différencier l'une de l'autre, et même de leur attribuer quelques mouvements de flexion et d'extension. L'articulation phalango-phalanginienne est absolument étrange par sa laxité très étendue. Aucun mouvement spontané ne peut être découvert à ce niveau ; mais les

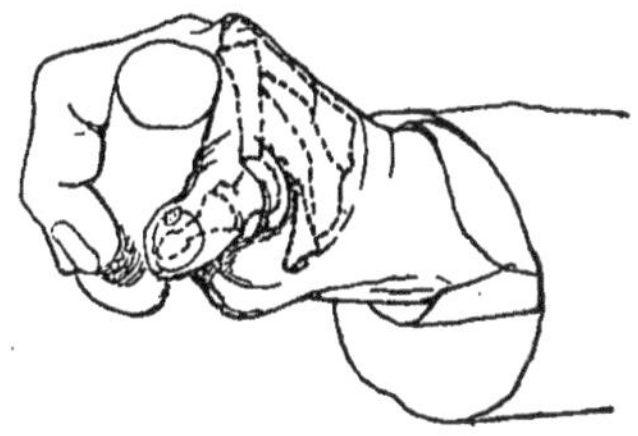

Fig. 44

mouvements communiqués permettent des déplacements de un centimètre d'étendue, aussi bien dans le sens antéro-postérieur, que dans le sens latéral. La constatation de cette laxité permet de reconnaître que la petite cavité glénoïde de la phalange moyenne demeure toujours en rapport avec le bord interne devenu inférieur de la phalange métacarpienne ; il permet surtout de juger du contraste entre la dimension de la cavité glénoïde, qui est normale, et celle de la tête de la phalange métacarpienne, qui ne dépasse guère cinq millimètres. La longueur de la phalange moyenne est exactement celle de la partie correspondante de l'index gauche ; la phalange moyenne du médius est de quatre millimètres plus longue : elle est d'ailleurs plus épaisse.

Il n'est donc pas invraisemblable, (bien que le sujet ne puisse le préciser), que le squelette de la partie terminale appartient à l'index, tandis que le reste appartient au médius.

La direction de la cicatrice dorsale se prolonge sans interruption depuis la partie latérale interne du dos du doigt, jusqu'au sommet du second métacarpien. La cicatrice profonde semble établir la même continuité en rejetant vers le côté palmaire la phalange métacarpienne ci-dessus décrite.

Si l'on cherche à connaître ce qui reste des éléments musculaires et tendineux, on trouve la preuve de la conservation des tendons fléchisseurs ; mais on constate que le rudiment des mouvements d'extension se passe dans l'interosseux dorsal, ce qui explique sa débilité.

Au point de vue fonctionnel, les mouvements de flexion et d'extension n'écartent guère le nouveau pouce de la position que représente la figure 41. En passant du maximum de l'extension au maximum de la flexion, l'extrémité du doigt décrit un arc de cercle qui ne dépasse guère 10°. Entre le maximum de l'abduction et le maximum de l'opposition, l'étendue du mouvement n'est pas sensiblement plus grande ; d'où il résulte que, si ce doigt ne se trouvait à l'état d'ankylose fibreuse dans le geste de l'opposition, il ne donnerait pas son important et très remarquable fonctionnement de pouce.

Il est vraiment regrettable que le chirurgien de mérite, qui a obtenu un aussi remarquable résultat, ait lui-même ignoré son propre succès. C'est l'étude attentive, renouvelée et détaillée de ce fait important, qui nous a inspiré une tentative de cheiroplastie, malgré les conditions désavantageuses réunies dans le cas particulier : — la perte complète de tout organe extenseur, — l'âge déjà avancé de l'opérée, — son peu de zèle et son manque d'ingéniosité, — et quelques autres circonstances, sur lesquelles il n'y a pas lieu d'insister.

Un autre chirurgien viendra plus tard, il faut l'espérer, qui, plus favorisé par les circonstances, aura la satisfaction de réaliser une restauration plus complète du pouce.

Pouces non restaurés.

Quatre faits de perte, soit absolue, soit fonctionnelle du pouce fourniront une juste idée de l'insuffisance de la main si gravement mutilée.

Résultat éloigné d'une ablation du pouce (Collinet). — Le 2 août 1878, le mécanicien L..., Amable, âgé de 44 ans, se tenait debout sur une grue à vapeur roulante de l'usine de Fives-Lille, lorsqu'il vint à glisser. En voulant se retenir, il porta la main en avant et saisit un pignon d'engrenage en mouvement. Le pouce de la main droite fut entièrement broyé et le poignet fut contusionné sur presque tout son pourtour. Transporté immédiatement à l'hôpital Saint-Sauveur, le blessé ne subit aucune opération. De nombreuses esquilles furent retirées de la plaie ; plusieurs abcès furent ouverts. Le 8 février 1879, il sortit de l'hôpital (six mois après l'accident). Un abcès dut être ouvert après sa sortie. Depuis cette époque, il fut employé dans le même établissement (pendant six ans) comme commissionnaire ou comme concierge.

Actuellement, la main mutilée est privée complètement du pouce ; le poignet présente une large cicatrice sur tout son pourtour, sauf du côté cubital. Cette cicatrice est beaucoup plus étendue sur la face dorsale ; elle a atteint le milieu du métacarpe. Sur la face palmaire, elle est moins large mais envoie un prolongement assez étroit, jusqu'au tiers inférieur de l'avant-bras, ce dont on peut parfaitement se rendre compte du reste en regardant le dessin.

Le résultat définitif peut se résumer de la façon suivante : les mouvements de pronation et de supination sont complets ou presque complets ; ceux de flexion et d'extension du poignet sont assez étendus.

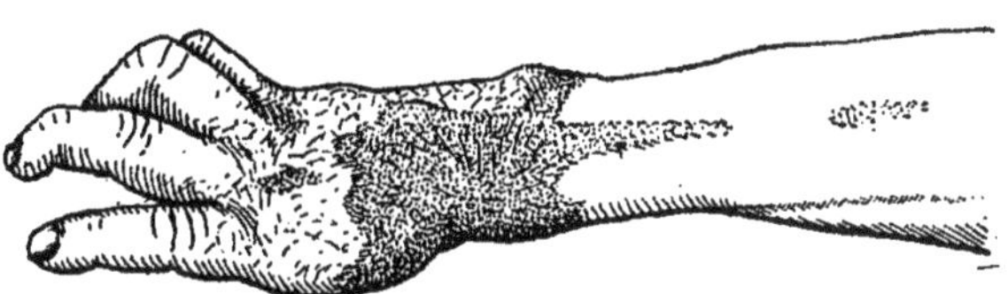

Fig. 45

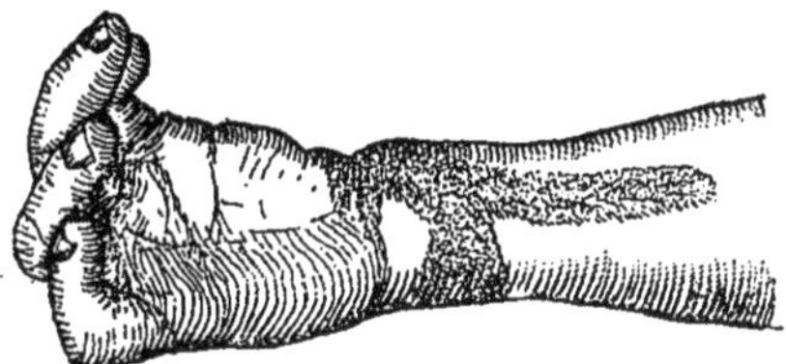

Fig. 46

Coup d'engrenages ; perte totale du pouce droit.

L'*index* présente habituellement le geste de l'extension complète sans exagération. Les mouvements spontanés sembleraient normaux, si l'on s'en tenait à ceux d'extension ; mais la flexion est impossible dans l'articulation métacarpo-phalangienne, et aussi dans l'articulation terminale.

L'articulation intermédiaire peut seule être fléchie d'une manière à peu près complète. Les mouvements communiqués sont complets pour la dernière phalange, mais très peu étendus pour l'articulation méta-carpo-phalangienne.

Le *médius* se trouve à peu près dans les mêmes conditions, avec cette différence que, dans son geste ordinaire, la dernière phalange se tient habituellement à demi fléchie, et que si l'on recherche l'étendue des mouvements communiqués on arrive à un angle de 45° environ dans la flexion de la phalange métacarpienne.

L'*annulaire* fait au repos un geste un peu complexe ; sa phalange moyenne est à 45° environ sur la métacarpienne ; tandis que la termi-nale est simplement étendue et la métacarpienne renversée. Les mou-vements spontanés sont presque nuls ; quand le patient fait un effort de flexion, il n'obtient rien de la phalange terminale ; il arrive à l'angle droit pour l'articulation moyenne et peut seulement ramener la phalange métacarpienne à l'extension simple, au lieu de la laisser dans l'extension forcée. Quant aux mouvements communiqués, ils sont complets pour l'extension moyenne et atteignent 45° pour chacune des deux autres.

L'*auriculaire* est, à tous points de vue, dans le même cas que l'annulaire.

Quant aux mouvements d'écartement des doigts, ils sont à peu près les mêmes pour les deux mains.

Actuellement le blessé est marchand de lait; il traîne facilement sa petite voiture à bras et surtout est resté droitier; tandis qu'il tient son vase de lait dans la main gauche, il manie sa mesure en fer-blanc à l'aide de sa droite; il écrit même avec celle-ci. Il lui est impossible toutefois de serrer un objet à l'aide de cette

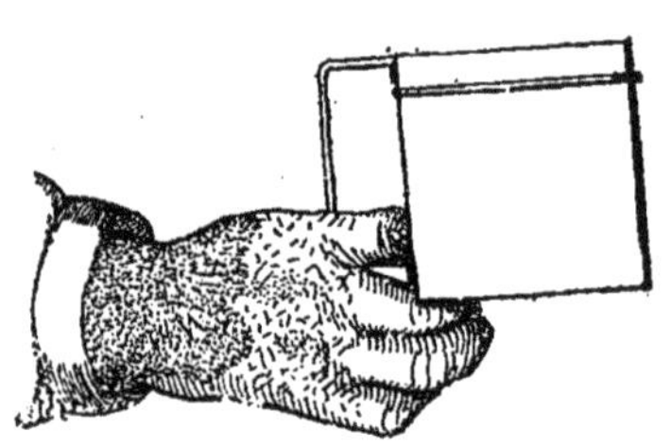

Fig. 47

main; il ne peut même pas s'en servir pour manier un marteau ni un manche de manivelle.

Écrasement du pouce droit, résultat éloigné (Collinet). — En 1883, la nommée Virginie E... travaillait à démonter les grosses bobines dans une filature, quand sa main droite fut prise dans les engrenages d'une bambroche. Transportée à l'hôpital Sainte-Eugénie, la blessée reçut les soins de M. le Dr Faucon. Le pouce de la main droite était complètement broyé, l'articulation médio-carpienne largement ouverte, il y avait en outre plusieurs fractures du premier métacarpien. Malgré la vaste étendue

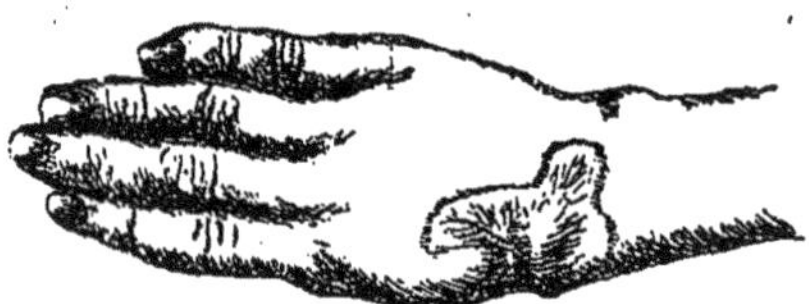

Fig. 48

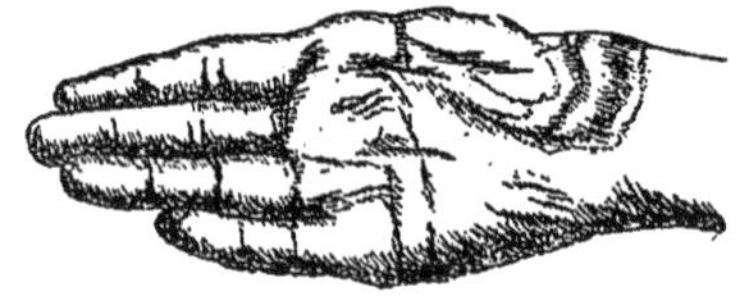

Fig 49

Coup d'engrenages ; perte totale
du pouce droit.

-des délabrements, on se décida pour la conservation. On appliqua sur la plaie un pansement de Lister, qui fut renouvelé les jours suivants. A différentes reprises, M. le Dr Faucon retira des esquilles de la plaie. Après un séjour de dix semaines environ à l'hôpital, la blessée sortit incomplètement guérie ; la solution de continuité était recouverte de bandelettes de diachylon ; cinq semaines plus tard, tout était entièrement cicatrisé.

Actuellement (juillet 1886), la malade a repris son métier de dévideuse depuis vingt-huit mois. Sa main droite ne peut atteindre dans l'extension que 40° environ, alors que la main gauche arrive à 90°.

Le mouvement de flexion est un peu étendu ; la main blessée peut faire dans ce sens un angle de 50°, et l'autre main un angle de 90°.

Dans le mouvement de latéralité sur le côté cubital, le cinquième métacarpien atteint à gauche 45° et 20° seulement à droite. Sur le côté radial, le deuxième métacarpien arrive à 15° à gauche et fait un angle un peu moindre à droite.

Les mouvements des quatre derniers doigts sont bien conservés ; la blessée peut lier un fil, écrire et coudre de sa main mutilée avec assez de dextérité.

Écrasement du pouce droit, résultat éloigné (Véroudart). — Il y a cinquante ans, un homme a été atteint d'un coup de gros engrenage de manège ; un chirurgien a désarticulé ce qui restait du squelette du pouce droit broyé par le traumatisme.

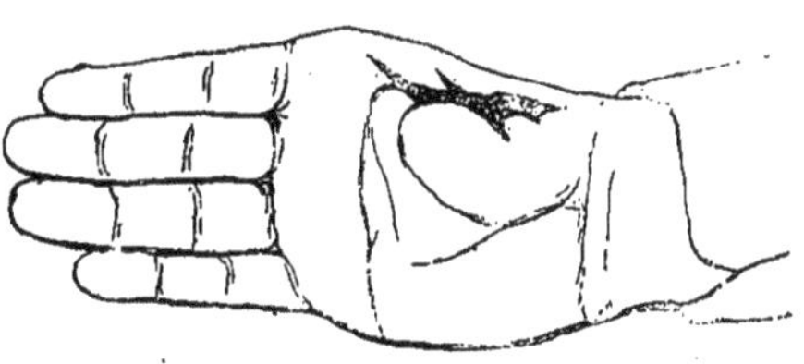

Fig. 50

Coup d'engrenages ; perte totale du pouce droit.

Actuellement on reconnaît une partie notable des muscles de l'éminence thénar, dont l'ensemble fait encore une saillie assez forte au moment des contractions ; mais il est difficile d'en apprécier l'utilité.

Devenu peintre en bâtiments, cet homme manie la brosse à la façon d'un écureuil qui se sert de ses extrémités antérieures, mais il est incapable de faire un travail délicat : il ne sait même pas écrire son nom.

Rétraction cicatricielle du pouce à la suite d'une brûlure (Collinet). — Le nommé D .., François, né à Cavignas (Corse), tomba à l'âge de 15 ans dans un foyer où brûlaient des fragments de bois. Il y eut fracture d'au moins un des os du pouce ; ce doigt et la région voisine furent atteints aussi de brûlures étendues et profondes. Six à sept mois furent nécessaires pour obtenir la guérison des brûlures. Moins de deux ans après l'accident, le pouce était complètement renversé par la rétraction cicatricielle, et il est resté à peu près dans la même situation depuis cette époque.

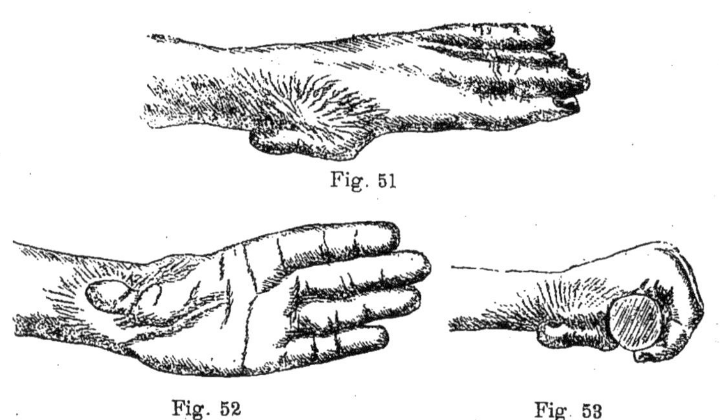

Fig. 51

Fig. 52   Fig. 53

Brûlure ancienne ; renversement du pouce par la rétraction cicatricielle.

Actuellement le pouce est entièrement replié sur sa face dorsale et se trouve accolé dans toute son étendue sur le bord radial de la face antérieure du poignet. Ses éléments sont notablement plus courts que ceux du pouce congénère ; le métacarpien est dirigé presque transversalement, il suit une ligne horizontale d'arrière en avant et très peu de dehors en dedans.

L'unique phalange qui existe présente la longueur mais non pas la largeur de la phalange métacarpienne du pouce de l'autre main. Il est probable que cette phalange est la métacarpienne entièrement atrophiée avec une tête devenue méconnaissable. Elle est recouverte des téguments palmaires des deux phalanges du pouce.

On y distingue un reste d'ongle, d'ailleurs difforme, que l'on reconnaît sans peine par la force dorsale ; on voit de l'autre côté le pli interphalangien qu'il est aisé de reconnaître, le pli de flexion que l'on détermine exactement, et peut-être même le pli d'opposition près de l'articulation métacarpo-phalangienne de ce pouce.

Quant aux mouvements, ils sont de tout point rudimentaires et inefficaces ; ils existent toutefois dans les deux articulations, on en observe toute l'étendue dans le mouvement de compression d'un bâton. En pratique, l'index remplace un peu le pouce, mais il s'écarte très peu et n'a aucune force. Son mouvement léger d'opposition ne se perfectionne pas, malgré le zèle du sujet.

Cet homme peut manier une pioche, pourvu que le manche soit mince et léger ; car le membre entier est faible, bien qu'il soit fréquemment en exercice ; les muscles de l'avant-bras surtout sont notablement atrophiés.

Le sujet, qui a été manœuvre pendant dix-huit mois à l'usine à gaz de Saint-Denis, est devenu aveugle à la suite d'une explosion de gaz; il est actuellement chanteur ambulant.

Il importe surtout de ne pas comparer avec les quatre faits précédents ceux dans lesquels le pouce, partiellement conservé, rend encore d'importants services. Autant on peut se borner dans ces derniers cas, autant il y a lieu de chercher une restauration dans les premiers.

Pour en bien faire la preuve, une observation encore inédite sera utilement résumée.

Pertes des phalanges du pouce et de celles de l'index de la main droite (Véroudart). — Le 9 février 1865, Henri K..., âgé de 18 ans, a la main droite prise dans un pignon d'engrenages. Il n'éprouve aucune douleur primitive et voit ses deux doigts arrachés repasser devant ses yeux à un nouveau tour de roue sans se rendre compte de sa blessure.

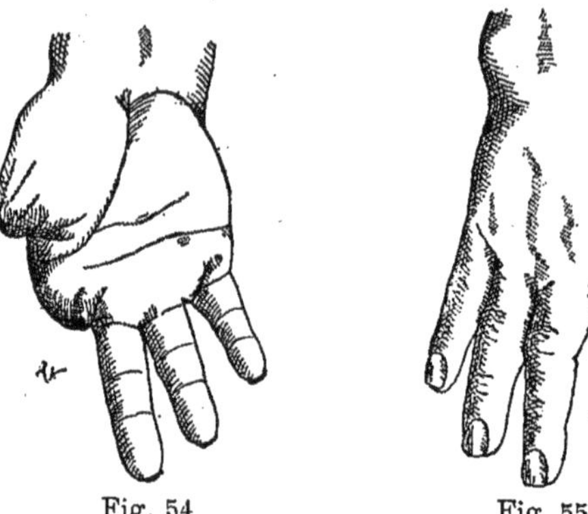

Fig. 54   Fig. 55

Coup d'engrenages ; perte presque totale des phalanges du pouce
et de celles de l'index de la main droite.

L'index et le pouce étaient séparés au milieu de la phalange métacarpienne : la section du pouce est nette ; celle de l'index comprend plusieurs esquilles qui sont éliminées dix jours après l'accident.

Diverses plaies moins importantes siègent dans le premier espace intermétacarpien et aussi vers l'extrémité du médius (pansements au diachylon et bains d'eau chlorurée). La cicatrisation est complète après deux mois environ. Pendant ce temps l'extrémité des deux moignons reste très sensible au moindre choc et rend assez pénible la fonction de nettoyeur dont s'acquitte le sujet et se servant surtout de la main gauche.

Au bout de quelques mois, il avait repris l'usage de sa main droite et était devenu contre-maître.

Une excroissance cornée prend ensuite naissance sur le moignon de l'index. Plusieurs fois arrachée par le blessé lui-même, elle ne disparait complètement qu'en 1884.

Actuellement (1886), on ne trouve guère d'atrophie au niveau des muscles fléchisseurs et extenseurs de l'index. Au niveau de la partie la plus épaisse de l'avant-bras, le côté droit a 1 centimètre de moins de circonférence. Il en est de même au quart inférieur de l'avant-bras. L'éminence thénar n'est presque pas atrophiée.

Les deux extrémités de phalanges, qui restent du pouce et de l'index, sont douées de mouvements complets d'extension et de flexion : ce qui permet au blessé de se servir de sa main avec grande dextérité.

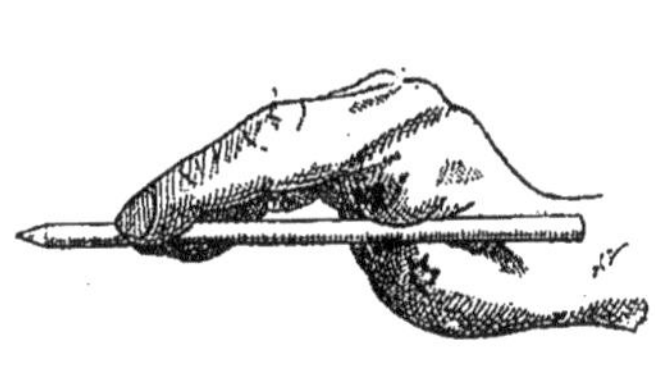

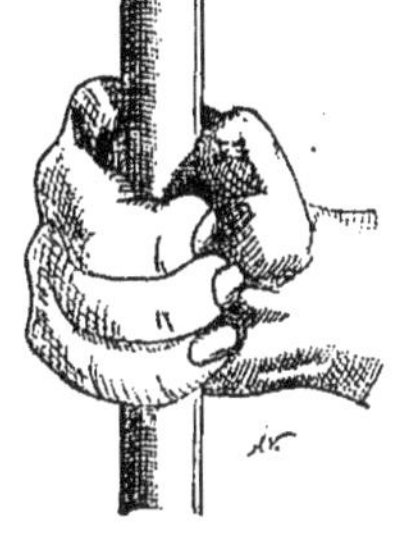

Fig. 56   Fig. 57

Les travaux de force lui sont aussi faciles que les travaux délicats. Pour tenir de gros objets, comme le manche d'un marteau, il saisit entre les trois derniers doigts fléchis et le moignon de la phalange du pouce. Pour écrire, il tient la base du porte-plume entre les deux moignons de phalange du pouce et de l'index, et son extrémité entre le médius et l'annulaire. L'habitude lui a rendu une belle écriture. Il arrive à dessiner, à faire les travaux délicats du réglage des diverses machines (peigneuses, banc à broches, cardes, étirageuses) dans les ateliers de préparation pour la filature du coton.

C'est là un exemple très curieux d'un sujet intelligent, zélé et actif, qui utilise remarquablement ses moignons de pouce et d'index. Mais un semblable résultat n'est pas possible, lorsque la perte de pouce est vraiment complète.

Ce fait est assez comparable à celui de Césarine Mak..., qui fut atteinte d'un coup d'engrenage, le 31 décembre 1871, dans une filature de lin, à Fives. Les amputations furent pratiquées immédiatement après l'accident par M. le Dr Bécour. Après deux mois de traitement, elle reprit l'exercice de sa profession de fileuse qu'elle n'a pas interrompu depuis lors.

La souplesse et la vigueur des mouvements sont ici très

intéressantes, mais il importe de remarquer qu'il s'agit de la main gauche.

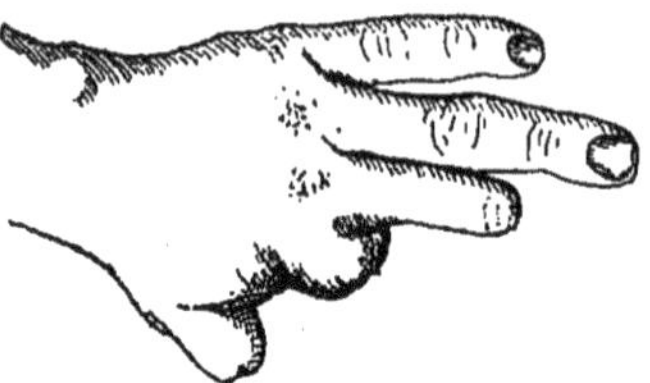

Fig. 58. — Coup d'engrenages ; perte d'une phalange et demie du pouce
et d'une partie des index et médius.

Quant à l'allongement du métacarpien du pouce, d'une part, et de la phalange métacarpienne du médius, d'autre part, ce sont des faits probablement attribuables à cette circonstance que l'opération a été pratiquée sur un sujet âgé de 14 ans seulement.

Un fait beaucoup plus remarquable est celui de François V..., qui fut atteint d'un coup d'engrenage dans un tissage mécanique de Lille, perdit complètement le pouce droit et parvint à utiliser sa main sans aucune restauration du pouce.

Perte complète du pouce droit chez un sujet de douze ans ; adaptation des débris de l'éminence thénar et de l'index aux mouvements ordinaires de la main. (Alb. Véroudart). — Le sujet, âgé de douze ans, présente un broiement complet du pouce et de son métacarpien, avec une plaie qui s'étend jusque vers le milieu du carpe, tant du côté dorsal que du côté palmaire. L'index présente, en outre, une plaie contuse, longue de quatre centimètres, formant un lambeau externe. M. le Dr V. Olivier pratique immédiatement la désarticulation du premier métacarpien et envoie le petit blessé à l'hôpital Saint-Sauveur.

Deux mois après l'accident, l'enfant quitte l'hôpital, bien que du côté dorsal la plaie ne soit pas encore cicatrisée.

Trois mois après l'accident, la cicatrisation est complète.

Pendant une année environ, les mouvements de l'index sont extrêmement limités et l'enfant est renvoyé à l'école jusque vers l'âge de quatorze ans.

Peu à peu il se sert de ses doigts pour se livrer aux jeux de son âge ; il arrive progressivement à retrouver une véritable dextérité.

Il apprend d'abord le métier d'ébéniste et manie sans peine le rabot et les autres outils de sa nouvelle profession en prenant point d'appui sur les débris de son éminence thénar.

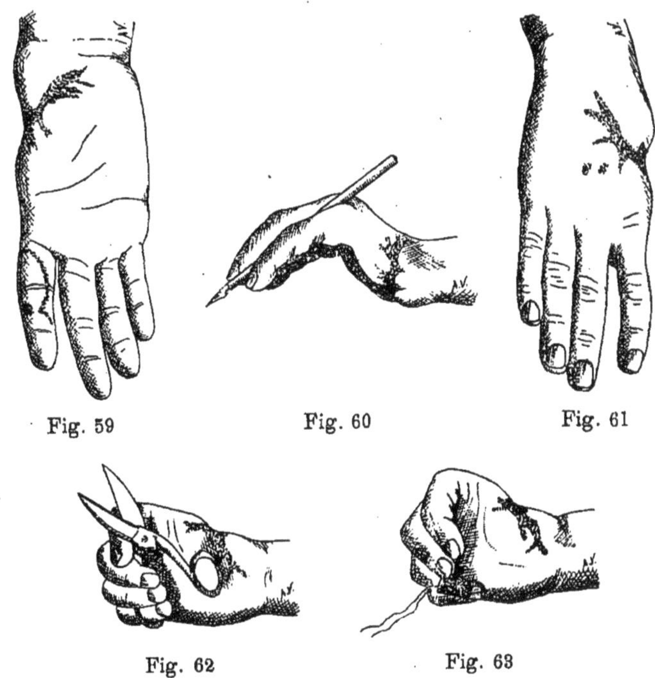

Fig. 59   Fig. 60   Fig. 61

Fig. 62   Fig. 63

Perte complète du pouce droit ; adaptation des autres doigts aux diverses fonctions qui suppléent le pouce perdu.

Actuellement, tous les mouvements de flexion, extension, abduction et adduction de chacun de ces doigts sont remarquablement sauvegardés. Il travaille dans un tissage de toile et manie la navette, rattache ses fils et fait tout le reste de son travail sans aucune difficulté. Il écrit, d'ailleurs, avec rapidité et non sans élégance, en tenant sa plume à l'aide du médius qu'il place au-dessus, des index et annulaire qu'il place au-dessous du porte-plume. Pour manier une paire de ciseaux, il a pris l'habitude de passer l'auriculaire dans un des deux anneaux, d'appuyer les trois autres doigts en dehors de cette même branche des ciseaux, ainsi que le montre la figure 62, tandis que l'autre anneau prend un point d'appui assez solide au-dessous et en dedans des débris de l'éminence thénar.

Il parvient même à faire de la couture : il passe l'aiguille entre l'index et le médius, tandis que le chas est poussé par un dé que porte le bout de l'annulaire.

On conviendra que les faits de ce genre sont bien exceptionnels.

Une pareille utilisation des débris de la main n'est guère réalisable que chez les sujets tout à fait jeunes.

Il y a plus ; il faut un esprit vraiment industrieux et un zèle peu commun, pour faire subir aux quatre derniers doigts de la main une éducation suffisante et suppléer à la perte complète du pouce (1).

Il est, en effet, deux éléments auxquels l'intelligence, le zèle et l'activité ne peuvent suppléer, ce sont :

L'étendue de l'écartement des deux moitiés de la pince que forment les doigts dans l'acte de la préhension, d'une part ;

La solidité, la résistance et le siège avantageux du point d'appui dans l'effort de constriction dans la main, d'autre part.

Tout d'abord l'écartement des deux moitiés opposables de la main normale peut être comparé à l'écartement des deux branches d'un compas. La charnière du compas correspond à l'articulation trapézo-métacarpienne, l'une des pointes à l'extrémité du pouce, l'autre à l'extrémité des quatre derniers

---

(1) On connaît en tératologie des faits bien plus étranges encore ; mais on ne peut y insister sans forcer la comparaison.

doigts et spécialement du médius. Chaque branche du compas totalise donc la longueur du doigt et celle du métacarpien. — Dans la main mutilée par perte du pouce, la partie qui correspond à la charnière du compas est déplacée : elle se trouve au niveau des articulations métacarpo-phalangiennes : — ainsi les branches du compas sont raccourcies de moitié, puisque l'une répond aux doigts, l'autre à leurs métacarpiens.

La préhension des objets volumineux est, dès lors, gravement entravée, ou plutôt irréalisable.

Il faut la restauration du pouce pour y pourvoir.

Ensuite le point d'appui donne l'effort de constriction, qui est si nécessaire, si indispensable dans l'exercice des professions manuelles, surtout dans les manœuvres de force, ce point d'appui manque de valeur dans la main privée de pouce. Ce sont, en effet, les parties saillantes du carpe qui, dans ces conditions, doivent supporter la fatigue du travail. — Et on ne saurait soutenir l'analogie de structure de cette région avec celle de la face palmaire du pouce et de son éminence thénar.

Ici surtout la restauration du pouce, quand elle aura été complètement et définitivement réglée, pourra entrer dans la pratique ordinaire des chirurgiens.

Le temps n'est rien pour assurer un important résultat et il faut toujours bien des mois pour adapter une main mutilée à des fonctions complexes.

Il importe surtout de se garder de toute appréciation prématurée. Il faut savoir attendre. L'utilisation tardive des moindres débris de la main est souvent une surprise pour le blessé et pour le chirurgien.

Une objection se présente inévitablement à l'esprit : un pouce, qui est peu ou pas mobile est un organe non opposable ; donc ce n'est pas un vrai pouce.

C'est vrai ; mais à cela l'on peut répondre par le fait de la reprise du travail professionnel.

Il n'est pas rare de rencontrer des pouces plus ou moins limités dans leurs mouvements. — Malgré leur grave diminution de valeur, ces organes sont encore d'une grande utilité : — c'est dans cette limite que le débris de médius, transféré d'une fonction à une autre, est devenu une sorte de pouce ankylosé, vers lequel les deux derniers doigts viennent se mouvoir. C'est déjà un avantage d'avoir un pouce ankylosé, au lieu d'être totalement privé de cet important organe.

Si, dans la main normale, le pouce joue le rôle complexe d'organe principal, tandis que les doigts du côté cubital remplissent les rôles secondaires, — la répartition est renversée après la restauration du pouce dans les conditions que nous avons exposées : — ce sont les derniers doigts qui ont la fonction principale, tandis que le pouce ankylosé se trouve réduit à la fonction secondaire de point d'arrêt ou de point d'appui (1).

C'est assez pour assurer la reprise du travail professionnel et pour permettre d'en supporter les fatigues.

---

(1) Chercher actuellement à restaurer le pouce avec sa mobilité nous semblerait, actuellement du moins, poursuivre une utopie.

D'ailleurs, pour refaire le pouce dans son intégrité, on ne peut trouver, ni dans l'index, ni dans le médius, deux des éléments qui assurent la valeur du pouce véritable : à savoir la solidité squelettique et la multiplicité des muscles et tendons. Les eût-on, qu'il resterait encore à constituer une articulation aussi solide et aussi étendue que la trapézo-métacarpienne.

En attendant cet idéal, nous nous bornons à poursuivre la réalisation d'un pouce qui, tout ankylosé qu'il soit, puisse supporter la fatigue du travail des professions manuelles.

Lille Imp. L. Danel.

DU MÊME AUTEUR :

Médecine des chemins de fer. — Côté médico-légal de l'affaire du chauffeur E...... contre l'Etat belge (*Lille*, 1880).

Idem. — Simulation des douleurs d'origine traumatique ; diagnostic par les courants induits et interrompus (*Journal des Sc. méd. de Lille* et *Gaz des hôp.*, 10-13 sept. 1881).

Idem. — Troubles nerveux consécutifs à une fracture du crâne, etc., par accident de chemin de fer ; émissions sanguines répétées ; guérison. (*Lecture à la Société de Chirurgie de Paris*, 5 oct. 1881, et *Journal des Sc. méd. de Lille*, 1883.)

Sur la réparation des parties molles et du squelette dix-huit ans après la perte de tout le corps du maxillaire inférieur (*Soc. centr. de Méd. du Nord de la France*, sept. 1872.)

Sur la pustule maligne en Flandre (*Journal des Sc. méd. de Lille*, fév. 1879).

Contribution à l'étude de la myosite (*Ibidem*, 1879), et brochure, 116 p., Paris, 1880.

Fractures incomplètes et incurvation des os de l'avant-bras (*Ibidem*).

Traitement des fractures des métacarpiens par l'attelle de zinc (*Ibid.* 1880).

Fracture du rocher, guérison ; nouvel accident, seconde guérison (*Ibidem*).

Synovite tendineuse aiguë des fléchisseurs de la main ; traitement sans débridement ; guérison (*Soc. des Sc. méd. de Lille*, 1881).

Luxation du pouce en arrière ; réduction par rotation dans l'extension (*Ibid.*)

Ankylose tardive après les fractures du coude (*Ibidem*).

Des pulvérisations phéniquées pour affaiblir la sensibilité et supprimer la douleur du traumatisme (*Ibidem* et *Thérap. contemp.*, 1881.)

Fracture du grand os (*Lecture à la Soc. de Chirurgie de Paris*).

Accidents après l'opération d'une hernie crurale étranglée chez une femme de 70 ans ; — guérison (*Soc. des Sc. méd. de Lille*, 15 mars 1882).

Étude sur la réduction des luxations du pouce en arrière au moyen des manœuvres de douceur (*Journal des Sciences médicales de Lille* et *Union médicale*, 1882. *Thérapeutique contemp.*, 1882).

Notes sur quelques difformités des doigts. — Broch. 50 p. avec 50 fig. Lille, 1887.

Etude sur la dépression du crâne pendant la seconde enfance (*Arch. gén. de méd.*, août 1882, et *J. des Sc. méd. de Lille*).

Note sur le traitement de la pseudarthrose du tibia (*Bull. de l'Acad. royale de médecine de Belgique*, juillet 1883).

Kystes des doigts. — Broch. 36 p. Paris, 1886.

Curage d'un foyer de gangrène sus-diaphragmatique. (*Société des Sc. méd. de Lille*, 31 mars 1886.)

Note sur un cas de cysticerque du sein (*Soc. des Sc. méd. de Lyon* ; *Lyon médical*, 1883 ; *Revue méd. franç. et étr.*, janvier 1884).

— La même, traduite en espagnol par le Docteur D. Rosalino Revira y Oliver. Barcelone, novembre 1883.